COCINA PARA ENAMORADOS

Adolfo Pérez Agustí

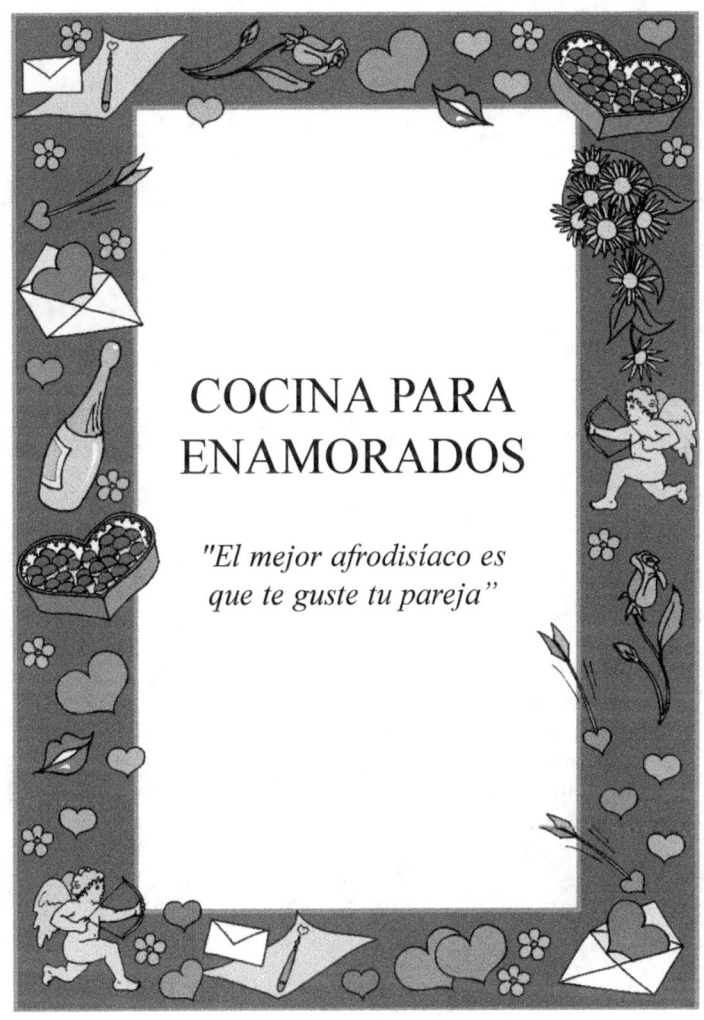

COCINA PARA ENAMORADOS

"El mejor afrodisíaco es
que te guste tu pareja"

© Ediciones Masters
Fernán Caballero, 4-1° dcha.
28019 MADRID
http://edicionesmasters.com
edicionesmasters@gmail.com
Diseño portada: Slabon
ISBN:9781490995281
Depósito legal:

Parece una contradicción la necesidad por encontrar un afrodisíaco potente que nos asegure el éxtasis, cuando realmente siempre lo hemos tenido a nuestro alcance, ya que el propio ser humano es el mejor de los afrodisíacos. Esta es la razón para que una simple fotografía, una prenda de lencería, un recuerdo o un simple susurro incitante por teléfono, sea capaz de mover el impulso sexual, el más intenso de todos los conocidos. No obstante, y para aquellos casos en los cuales necesitamos una ayuda a nuestros sentidos y a nuestros órganos genitales (especialmente el varón), los afrodisíacos externos, sea utilizando una planta o un alimento, pueden meternos (y perdonen la paradoja) por lo menos en el séptimo cielo, pues a los seis anteriores ya habremos llegado con los elementos habituales. Por si nos los recuerdan, les indicaré cuales son: la vista, el olfato, las caricias, las palabras, el ambiente y la mente.

Pero si cuando todo esto es propicio (dos cuerpos desnudos deseando abrazarse) y aún así las sensaciones no son todo lo placenteras e intensas que nos gustaría, y necesitamos pedir ayuda a medios inofensivos que nos den ese empujoncito imprescindible, la naturaleza nos ha puesto a nuestro alcance una gran variedad de remedios.

Por ello y aunque los científicos sigan insistiendo en que no existen sustancias afrodisíacas dignas de interés y que todas son meros placebos, el propósito de este manual es mostrarles todo el inmenso arsenal de alimentos, plantas medicinales y modos de estimular el apetito sexual disponibles, algunos de los cuales son reconocidos como muy efectivos por consumidores de todas las naciones y épocas.

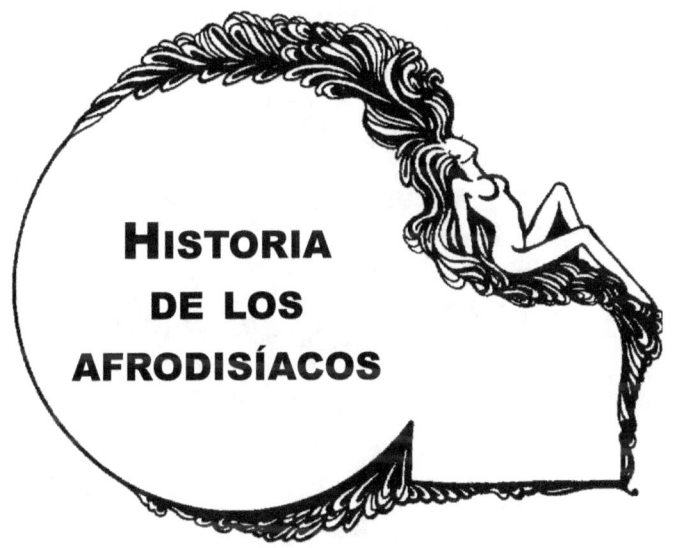

CAPÍTULO 1

HISTORIA
DE LOS
AFRODISÍACOS

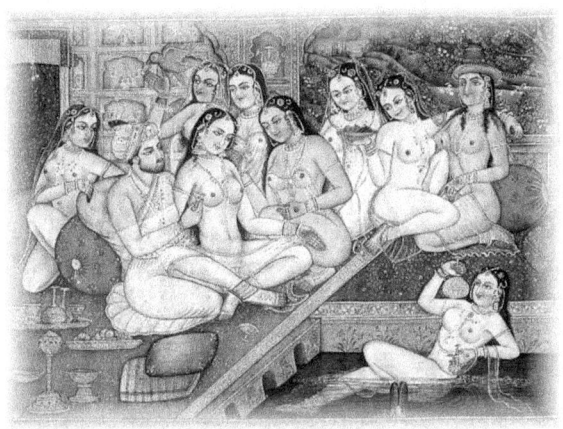

Cuenta la leyenda que la diosa Afrodita nació de la espuma de los mares, aunque hay quien otorga su paternidad al gran Zeus (Júpiter, según con quien hablemos.) Esposa de Vulcano, se destacó sobremanera por sus muchos amoríos extraconyugales con Mercurio y Marte, de uno de los cuales tuvo a Cupido, por lo que no podemos negar que ambos, madre e hijo, tienen una gran reputación como grandes amantes. Pues la tal Afrodita no contenta con tener un hijo que hacía de celestina con su arco y flecha, enamoró a un afortunado mortal con el cual tuvo un hijo de nombre Eneas.

Toda esta vida llena de amores llevó a la conclusión a los griegos de entonces para establecer un culto a la diosa Afrodita, en el convencimiento de que así su vida amorosa podría ser muy intensa ya que, a fin de cuentas, estaban adorando a una diosa que sabía mucho de enamoramientos y deslices.

Con el paso de los años tal señora tuvo hasta un templo en su honor, el Pafos, levantado en Chipre para que acudiesen pidiendo socorro aquellas personas que padecían mal de amores. Y allí, junto a la estatua de Afrodita, estaba la de su hijo Cupido (Eros, según otros) y la de un sátiro a punto de devorarla, sexualmente hablando. Parece ser que la sola contemplación de la diosa desnuda, mirando amablemente al sátiro encendido en pasión, era motivo suficiente para estimular la sexualidad del más frígido/a.

Pues no debió sentar muy mal a las gentes esta adoración a la diosa de la sexualidad (el amor puro era cosa de Cupido o San Valentín), ya que existieron reproducciones en el Museo de las termas de Roma, la Basílica del Vaticano y hasta en el Museo del Louvre de París. También fue pintada por Apeles y copiada por los romanos, los cuales la denominaron Venus, igual de desnuda pero sin tantas motivaciones sexuales.

Durante muchos años existieron fiestas y ofrendas a tan guapa mujer, especialmente en Pafos (Chipre) en donde se vivía con gran pasión las llamadas al amor que se celebraban en primavera. Sin embargo, esa diosa Madre es sólo uno de los diez mil nombres, según los egipcios, que recibía Isis, su equivalente, quien antes de tener un nombre fue "la Señora de las fuerzas cósmicas generadora de la vida".

La diosa Madre representaba el amor, la fertilidad y la fecundidad -en algunas culturas la lujuria y la guerra-, y fue asociada al sol (aun en algunos países de Oriente), a la luna y al planeta Venus, aunque inicialmente estuvo más ligada a la serpiente que simboliza el principio del caos y origen de la luz cuando adquiere su aspecto emplumado. Platón, para clarificar tal desconcierto, la divide en dos, una que denominó Urania o celestial, diosa del amor, y otra Pandemos o carnal, inherente a la lujuria. Con el surgimiento de la religión judeocristiana y ya iniciado anteriormente el patriarcado que iría despojando a la gran Madre del poder, se la comienza a perseguir y catalogar como una verdadera aliada del demonio y el pecado. Por ello no nos debe extrañar que cuando el cristianismo fue asociado con el Imperio Romano, se declara a Venus/Afrodita como enemiga número uno del Estado y equivalente a Lucifer, pues con ello los mandatarios querían evitar los adulterios y los hijos ilegítimos. Tal infructuosa pretensión no impidió que desde entonces los afrodisíacos fueran asociados al pecado y a la perdición, quedando relegados a culturas paganas.

Los cristianos tampoco fueron mancos en eso de considerar a una mujer como el mayor de los afrodisíacos (el David de Miguel Ángel pudiera ser el icono sexual para las mujeres), ya que de todos es sabido el terrible destino que se abatió sobre la Humanidad a causa de una mujer de nombre Eva, la cual se paseaba desnuda sin el menor pudor delante del inocente Adán. Dicen las Sagradas Escrituras que ella le ofreció una manzana y que eso fue una tentación tal irresistible que el primer mortal no pudo eludir, aunque lo que nadie nos quiso aclarar es de qué manzana estaban hablando, si la del árbol o de una de las dos que tan visiblemente portaba Eva a cada lado de su torso desnudo. De cualquier manera, Adán picó, comió y después de pasarlo bien se condenó y nos arrastró a todos a este mundo.

Pues la historia de Adán y Eva no acabó ahí, y nos seguimos refiriendo al desliz, ya que ambos fueron corriendo a taparse con hojas de higuera. Pudieron elegir otro tipo de hoja, pero lo hicieron de un fruto que tiene un gran parecido con otra parte de la mujer no menos apreciada. El resultado ante tanta provocación femenina fueron dos hijos, Caín y Abel, ambos irreconciliables, quizá porque no tenían a su alcance a una hembra tan ardiente como su madre. La leyenda nos asegura que tenían dos hermanas mellizas, pero todavía no sabemos si el incesto se inauguró en esa época.

Otro personaje bíblico bastante proclive en esto de los amoríos fue el patriarca israelí Jacob, hijo de Isaac y Rebeca, quien se desposó con una guapa moza de nombre Raquel, hija menor de su tío Labán. Pero su suegro/tío no estaba contento con este desposorio, así que metió en la cama nupcial a su hija Lía y cuando el buen Jacob se dio cuenta del cambio ya nada pudo hacer y decidió aprovechar la coyuntura. Casado con dos mujeres, sus familiares le quisieron compensar por el infortunio regalándole dos esclavas llamadas Bilhá y Zilpá, las cuales se desvivieron por hacerle las noches agradables en unión de sus esposas. Como quiera que tal esfuerzo por complacer a las cuatro mujeres era infrahumano para un hombre como Jacob, sus mujeres le traían todos los días abundante ración de higos y manzanas, por aquello de que en el Paraíso Terrenal habían dado gran resultado. Y vaya si lo dio, pues tuvo en total diez hijos, entre ellos a José (famoso por ser la primera persona que interpretó los sueños), más otros dos que acogió como suyos y que se llamaron Efraim y Manasés.

Y siguiendo con el recorrido bíblico nos encontramos con el sabio Salomón, rey de Israel e hijo de David, aquél que mató al gigante Goliat. Sus dominios abarcaban desde Egipto hasta el Mar Rojo y el río Éufrates. Fue quien mandó construir el Templo de Jerusalén y se dedicó no solamente a hacer de juez, sino también a escribir diversos libros, entre ellos "El libro de la Sabiduría", como queriendo dejar bien claro para la posteridad su nivel intelectual. Pues además de tanto trajín tuvo tiempo de amar apasionadamente a la fogosa reina de Saba, la cual no debía ser nada celosa, ya que según dicen las malas lenguas Salomón llegó a tener 60 reinas legítimas, 80 concubinas y un sin fin de criadas hermosas que le atendían día y noche. Y eso es lo que dice la Biblia, muy a su pesar, ya que otros historiadores hablan de 700 mujeres y 300 concubinas para él solo, sin contar, insisto, a la reina de Saba, una africana que le regaló 120 talentos de oro puro, piedras preciosas, perfumes y algún que otro criado varón, ya que más mujeres no debían caber en palacio.

Es lógico pensar que si tenía tantas mujeres y aun así podía satisfacer a Saba (¿qué mujer regala tanto a un hombre a cambio de nada?), era porque algún secreto debía tener, nada extraño dada su gran sabiduría. Por lo que sabemos, aquellas mujeres que le atendían cuidaban exageradamente un pequeño huerto de manzanas que había en los alrededores, quizá rememorando de nuevo a la pícara Eva, y disponían de abundantes uvas pasas y dátiles, siendo expertas en elaborar un exquisito vino -medicinal, decían- a base de zumo de granada y uvas, adornado con hierbas aromáticas como el romero y la ajedrea. La reina de Saba, por su parte, para asegurarse de que su amado no desmayara con ella, le traía almendras, semillas de rábano y bastante miel desde sus lejanas tierras.

Y así, la historia nos sigue describiendo los esfuerzos de las gentes por descubrir y comer sustancias que puedieran hacerles vivir noches de intensa pasión, entre las que estaban la Mandrágora, una planta cuyas raíces se parecen a las de la patata y su aspecto externo recuerda a los testículos humanos. Además, proporciona unas flores que despiden un olor similar al esperma masculino. La ventaja es que se puede cultivar incluso en macetas y eso es lo que hacía Lía, la mujer de Jacob, quien a escondidas se frotaba el vientre y pubis con la raíz recién recolectada, con lo cual aseguraba su fertilidad y conseguía que su marido se tragase su jugo cada vez que bajaba a las profundidades.

Otros personajes legendarios también probaron diversas sustancias y sabemos que Petronio empleaba una mezcla de cardo silvestre y pimienta con la cual se frotaba el vientre, para entrar en calor -suponemos-, mientras que Plinio prefería grasa de asno y de oca, la cual mezclaba con orina de toro ardiente e hígado de rana. No sabemos si les dio buen resultado, pero como la historia no les concede más mérito que sus escritos políticos y literarios, es posible que sus trucos no les sirvieran de nada.

Lo que sí es curioso es la persecución que ha tenido la inocente Ajedrea (nos referimos a la planta), la cual fue perseguida por numerosos mandatarios, entre los cuales estaban Ovidio y los inquisidores cristianos. La obsesión fue tal que aquellas personas que la utilizaban como condimento eran condenadas a muerte por establecer pactos con el Demonio.

Reacciones corporales

Nuestros contemporáneos no han cambiado en cuanto a su deseo de encontrar el filtro de amor que seduzca a su pareja, pero aunque medicamentos como la Viagra consiguieron hacer creer que, por fin, se había encontrado el afrodisíaco ideal, lo cierto es que se trata de sustancias que mejoran la aptitud para hacer el amor, pero no la actitud.

Los astrólogos también nos indican que los astros influyen en las apetencias sexuales del ser humano, no solamente en la menstruación, del mismo modo que todo el mundo sabe que la primavera, las playas desiertas y la penumbra, son estímulos eróticos imposibles de vencer. Los científicos nos quieren aclarar estas cuestiones alegando que la luz y los ciclos estacionales regulan la acción del hipotálamo, un órgano que se encuentra en el cerebro humano, y que junto con la hipófisis conforma la glándula pituitaria o tercer ojo. El comportamiento humano entra en una discreta hibernación durante el otoño e invierno, momento en el cual se generan la mayor parte de las depresiones y carencias de estímulo sexual, existiendo un renacer con la llegada de la primavera y el verano. Hay quien asegura que todo se debe a las concentraciones de serotonina en el cerebro, un neurotransmisor que se encuentra condicionado con la luz que recibe el organismo. Las hormonas sexuales gonadotropinas aumentan o disminuyen según las fases lunares y la luz solar, existiendo cierta disminución al amanecer y el atardecer, mientras que la serotonina aumenta con la oscuridad y disminuye con la luz.

La serotonina 5-hidroxitriptamina, es un neurotransmisor que se encuentra presente en el chocolate, moluscos (ostras), ananás (piña), banana (plátano), ciruela, y en varias nueces, aunque también en el veneno de la ortiga, la picadura de abeja, avispas y escorpiones. En Japón es famoso el consumo del pez "fogu", a quien los buenos cocineros dejan parte de su veneno tóxico, la tetratotoxina, el cual produce un efecto de estimulación sexual en quienes lo consumen.

Cuando los sentidos reciben un estímulo físico, básicamente una caricia, un roce fortuito o un beso, e igualmente una imagen visual de otra persona, incluso un mensaje auditivo u olfatito sexualmente interesante, este mensaje llega al hipotálamo y desde allí a la hipófisis, la cual liberará sustancias químicas que se encargan de conducir las instrucciones a las partes adecuadas para producir los cambios que identificamos como excitación sexual. Todo este proceso, en ocasiones brusco e imprevisto, se puede ocasionar sin el deseo del "afectado", aunque es más intenso si el receptor está predispuesto. Si a este estímulo le añadimos algún elemento desinhibidor, como el alcohol, un lugar apropiado (un cuarto a oscuras, un bosque, un hotel, una cama), y una actitud adecuada, el amor está servido.

La gran complejidad de los alimentos, y por supuesto de las plantas medicinales, logran que sus componentes actúen en diferentes órganos y sentidos corporales, siendo esta la razón por la cual suelen ser tan eficaces como la mejor de las medicinas. La vitamina "E" que favorece la fecundidad, el zinc que mejora la lubricación vaginal y regula las gónadas sexuales, así como las zanahoria y otras verduras y frutas con su riqueza en feromonas, conducen a que el organismo produzca hormonas sexuales.

Desde tiempos antiguos en el Ramayana (la menor de las dos grandes epopeyas en sánscrito de la India antigua), así como en el Mahabharata (el más extenso poema épico de la literatura india antigua), se ha mencionado al plátano como una fruta de privilegio para un cuerpo y mente sana, y hasta con estímulos eróticos; lo que indudablemente es cierto cuando vemos a una mujer comiéndolo lentamente. Pero los científicos alemanes han confirmado nuevas virtudes al agregar que además de contener proteínas, calcio, fósforo, vitaminas, zinc, magnesio, potasio y glucosa, elementos indispensables para el correcto funcionamiento de las neuronas cerebrales, también contiene serotonina en cantidades superiores a cualquier otro alimento.

Por lo expuesto, debemos insistir en la relación existente entre alimentos y sexo, del mismo modo que está demostrada la acción afrodisíaca de ciertas drogas químicas, aunque el acto sexual humano queda fuertemente condicionado por las reglas sociales, culturales, de orden moral o religiosas, y por las condiciones psicológicas del individuo.

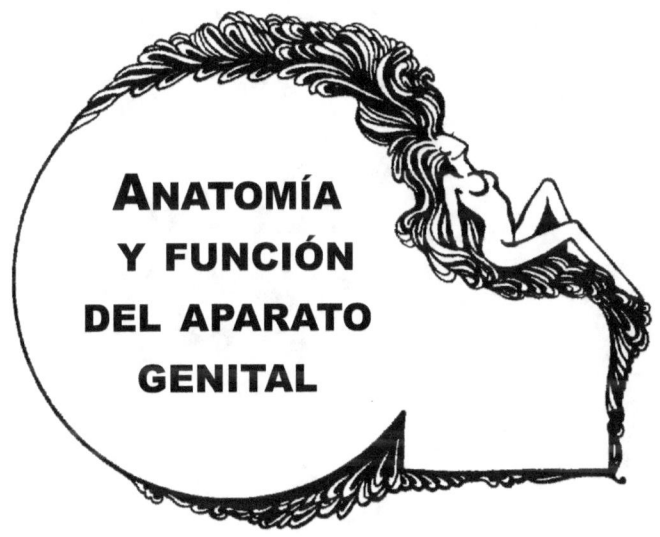

CAPÍTULO 2

ANATOMÍA
Y FUNCIÓN
DEL APARATO
GENITAL

¿Se puede sentir placer sin necesidad de utilizar los órganos sexuales? Indudablemente sí, pero no es lo mismo. El aparato genital de hombres y mujeres está dispuesto para la reproducción, aunque para asegurarse de que lo utilizamos para ello de vez en cuando la naturaleza nos ha proporcionado un clímax de placer que nos motive a aparearnos. Si no fuera por este éxtasis, es bien seguro que la raza humana ya no existiría.

Los órganos genitales masculinos

Se componen de los testículos, el conducto deferente, la vesícula seminal, el pene, el escroto y la próstata. Los testículos están situados dentro de una bolsa denominada escroto, la cual tiene un departamento para cada testículo. Su forma es ovalada, de consistencia elástica, un peso entre 12 y 18 gramos, y una longitud entre los 3 y los 5 cm. Al igual que luego veremos con el pene, estas medidas son un término medio, no queriendo decir que por arriba o por abajo sean consideradas anormales; todos son normales mientras cumplan la misión para las que fueron creados.

En su interior y protegidos por un tejido fibroso, se encuentran los espermatozoos, los cuales penetran en el canal que une los testículos con las vesículas seminales y de allí salen al borde interno del testículo hasta llegar a la vesícula seminal, un reservorio de una longitud de 5-6 centímetros. Posteriormente, en la eyaculación, se mueven a través de la uretra y son expulsados al exterior o al interior del canal vaginal de la mujer.

El pene, ese órgano con propiedades increíbles (puede aumentar varias veces su tamaño y endurecerse como un potente músculo), tiene como parte final el glande, en cuyo extremo está el meato urinario, estando envuelto por el prepucio, una piel que está limitada en su movimiento por el frenillo. Para lograr entrar en erección dispone del cuerpo esponjoso y los cuerpos cavernosos, algo así como una escopeta de dos cañones dispuesta a ser cargada. La munición es bien simple: la sangre que debe llenar las numerosas y pequeñas cavidades, mientras que el gatillo dependerá de nuestra compañera y la imaginación que le echemos.

Para conseguir que los espermatozoides dispongan del medio nutritivo adecuado que les asegure la gran movilidad que necesitan, están la próstata y las glándulas de Cowper, las cuales segregan un líquido que contribuye a formar el esperma. Se cree que en el momento del clímax se expulsan entre 2 y 4 cm^3 de líquido, el cual contiene casi 300 millones de espermatozoos, aunque las pruebas actuales nos dicen que la cosa no es tan grande y algún científico exageró las cifras. Además, estas cifras tienen unas variaciones enormes dependiendo de la edad, la frecuencia del orgasmo, la calidad de vida y el volumen de esperma. Lo importante, en cuanto a fecundidad, es que el varón sea capaz de engendrar una nueva vida y para ello basta con un sólo espermatozoide.

Parece ser que el mecanismo fisiológico por el cual se produce la eyaculación masculina se debe al roce del glande del pene contra las paredes de la vagina, lo cual hace que las paredes musculares de las vesículas seminales se contraigan y viertan su contenido en la uretra, en donde se unen al líquido prostático y de allí salen al exterior, ayudados por diversos centros nerviosos situados en la región sacra y lumbar. La excitación de estos nervios depende de muchos factores, entre ellos la imaginación, el amor, el morbo, las caricias y las posiciones o técnicas adoptadas.

Una vez que los espermatozoides se encuentran en el canal vaginal comienzan una carrera desenfrenada por alcanzar el preciado trofeo: un óvulo ansioso de ser penetrado. Con una velocidad de casi 4 mm. por minuto (vertiginosa para sus dimensiones), pueden recorrer en poco más de una hora los 16 centímetros que le separan del orificio tubárico y en menos tiempo si el medio es ligeramente alcalino. Su movilidad y poder fertilizante lo conservan durante casi dos días, aunque solamente uno de ellos logrará la fecundación y para ello deberá romper la membrana protectora que envuelve al óvulo, la cual se cerrará detrás de sí para impedir nuevas entradas.

Los órganos genitales femeninos

Están compuestos por los ovarios, las trompas de Falopio, el útero, la vagina y la vulva. Los ovarios constituyen la parte principal, siendo los homólogos de los testículos masculinos, ya que contienen los óvulos en contraposición a los espermatozoos. Durante el período que precede a la primera menstruación alcanzan su máximo volumen y se reducen al mínimo después de la menopausia, aunque aumentan ligeramente durante el período y el embarazo.

No son ciertamente unas glándulas, ya que su misión es almacenar los óvulos desde el momento del nacimiento y permitir que se transformen en óvulos maduros durante la ovulación, considerándose que deben existir al menos unos 36.000 durante toda la vida reproductiva, aunque solamente unos pocos alcanzarán la madurez y separarse del ovario.

Entre los ovarios y el útero se encuentran unos conductos denominados trompas de Falopio, con un grosor de apenas 2 milímetros, y cuya mucosa está formada por células dotadas de cilios, lo cual le confiere propiedades móviles, lo que es decisivo para que el óvulo maduro pueda llegar al útero.

La matriz o útero es el órgano que deberá albergar al óvulo fecundado y permitir todo el proceso de la gestación. Se trata de un músculo cóncavo, situado entre la vejiga y la parte trasera del recto, con una forma similar a una pera, aunque varía sensiblemente dependiendo de la edad y la constitución. Durante la menstruación aumenta de volumen a causa del mayor aporte sanguíneo y se atrofia parcialmente cuando llega la menopausia.

La vagina es la parte que une el útero con los genitales externos y su longitud media es de 6 centímetros, siendo más estrecha en la parte externa y más ancha en la interna, aunque la facultad que tiene para extenderse hace que no se puedan dar unas cifras como normales. Cuando está vacía las paredes permanecen unidas y en las mujeres vírgenes existe una membrana llamada himen que cierra parcialmente el orificio vulvar. No obstante, el himen no está totalmente cerrado, ya que tiene pequeñas perforaciones y hay mujeres que lo tienen más o menos cerrado por causas fisiológicas normales.

Los órganos genitales externos, aquellos que intervienen más en las sensaciones sexuales, están formados por la vulva, la cual a su vez se divide en grandes y pequeños labios, así como el clítoris. Suele existir abundante pelo externo que llega desde el pubis hasta el periné. En estos labios se encuentran las glándulas de Bartolini, las cuales deberán segregar sustancias destinadas a lubricar los órganos genitales externos para permitir el coito. El clítoris, además, tiene similitud con el pene masculino, también aumenta de tamaño y se endurece gracias al mayor aporte de sangre, y su manipulación proporciona con facilidad el orgasmo.

Problemas en la sexualidad

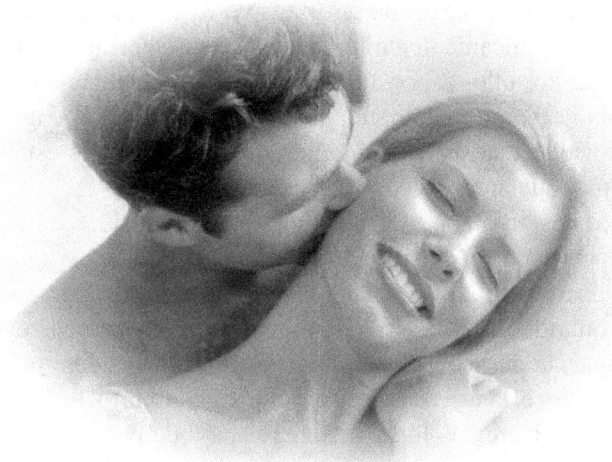

En este capítulo se van a mencionar aquellas anomalías o enfermedades que puedan dar lugar a falta de respuesta sexual, las cuales deben conocerse perfectamente antes de decidirnos a tomar alguno de los afrodisíacos naturales que vamos a recomendar.

Para que exista una respuesta sexual correcta son necesarios básicamente dos factores: un cuerpo sano y una mente dispuesta. Solamente en aquellos casos en que todo está en buenas condiciones y no existen patologías serias que en principio obstaculicen el placer sexual, podemos recurrir a los afrodisíacos para lograr sensaciones mayores. Estos complementos a la sexualidad son perfectamente recomendables cuando queremos tener sensaciones y placeres aún escondidos, de la misma manera que podemos recurrir a las películas porno, la música romántica, un ambiente embriagador y una ropa sexy, pues todo vale si ambos están de acuerdo en ello.

Trastornos psicosexuales

Es difícil orientar sobre lo que es normal o anormal en el aspecto psíquico de la sexualidad, ya que lo que se considera normal en un lugar puede ser ofensivo en otro; lo que es condenable jurídicamente en un país en otro se considera práctica libre. Por ello, la norma más fácil de seguir es aquella que se establece entre una pareja de mutuo acuerdo, sin engaños, presiones o bajo la influencia de drogas. Si ambos están de acuerdo, adelante y a pasarlo bien.

La masturbación, por ejemplo, estuvo considerada como una perversión y hasta una enfermedad mental hasta hace bien poco, pero no solamente por causas religiosas como nos han querido insistir, sino porque los mismos médicos de entonces la desaconsejaban. Hoy en día se considera normal (tampoco se insiste en que sea imprescindible) y solamente cuando se ejerce en lugar de una relación de pareja o cuando su práctica crea sentimientos negativos en quien la practica, puede ser considerada como perjudicial.

Según los datos estadísticos, (no siempre de fiar porque la gente nunca es totalmente sincera en las encuestas), se masturban o se han masturbado el 90% de los varones y el 70% de las mujeres, aunque estas encuestas no nos hablan de la edad ni del estado social de sus "practicantes". No obstante y como consejo, cuando la masturbación cree sentimientos de estar haciendo algo denigrante, sucio y perjudicial, es mejor no recurrir a ella, a pesar de que algún aficionado a la psicología nos diga que es normal y hasta recomendable.

Esto es lo mismo que la virginidad, tan desacreditada hace unos años y tan estimada de nuevo ahora. Ni es necesario ser virgen (hablo de hombres y mujeres) antes del matrimonio, ni es necesario tener relaciones sexuales desde la adolescencia para que no nos tachen de anormales. La virginidad, como la masturbación o la vida en pareja, son opciones personales y cada cual elige el camino que le parece mejor o en el que se encuentra más a gusto. Por que tan "normal" es una persona que hace el amor dos veces al día, como el que lo hace dos veces al año. En esto del sexo, y este libro lo va a demostrar, no hay reglas fijas.

Las fantasías sexuales

Este es un tema ciertamente delicado y en el cual muchas veces rozamos con la delincuencia. Antes de examinarlo un poco más con detenimiento, valga la misma recomendación que para la virginidad y la masturbación: que cada cual elija el camino que quiera, siempre y cuando su pareja esté totalmente de acuerdo.

Un exceso de fantasías sexuales, incluidas las prácticas sadomasoquistas y el fetichismo, son perfectamente admisibles cuando forman parte de la imaginación y del diálogo entre dos personas adultas. Con la mente nos podemos inventar toda clase de historias por escabrosas y prohibidas que nos parezcan, ya que sino salen de nuestra imaginación (no se materializan) es imposible que podamos hacer daño a alguien con ellas. En este sentido, es muy habitual que personas sexualmente y psicológicamente muy equilibradas dejen volar su pensamiento hasta mundos totalmente prohibidos. Es frecuente que en las consultas de los psicólogos las personas hablen de que sueñan -despiertos o dormidos- que hacen el amor con niños/as, con familiares cercanos, con personas del mismo sexo, con estrellas del cine y hasta con extraterrestres. También es bastante frecuente que se imaginen practicando violaciones, torturas o siendo sometidos a malos tratos por personas imaginarias o que forman parte de su entorno. Para muchas mujeres el imaginarse siendo seducidas por un galán guapo y teniendo con él unas relaciones sexuales inagotables, es tan normal como que un hombre totalmente sereno se imagine entrando en la casa de su vecina y violándola como un vulgar delincuente. Todas estas fantasías entran dentro de lo "normal" siempre y cuando no condicionen la vida afectiva.

Lo que hay que tener cuidado con estas fantasías es cuando las exteriorizamos y se las contamos a nuestra pareja. Es posible que ayude a que ella nos cuente a su vez las suyas, aquellas que permanecían en su interior y que no se atrevía a contar a nadie, o que le desagrade oírlas. Estas situaciones nunca se deben forzar y ante cualquier señal negativa mejor nos pasamos a lo clásico, a besar y a bucear.

Hay informes elaborados por sexólogos de prestigio que nos hablan de que al menos un 5% de la población tienen preferencias homosexuales, y por ello no deben ser condenadas como algo prohibido y perjudicial. Esta postura es perfectamente razonable pero obliga a una matización y es que de tanto hablar de que la homosexualidad es una opción tan válida como la heterosexualidad, muchas personas se pueden sentir confusas y tomar el camino que no les corresponde. Esto es igual como lo de la virginidad, que ahora se contempla como un tremendo error y solamente la promiscuidad desde los 14 años parece ser la postura del equilibrio. Pues sirva el mismo consejo que antes: que cada cual elija el camino en el cual se sienta más a gusto, sin dejarse influir por modas o consejos de psicólogos.

Otras conductas diferentes

Hay personas que están convencidas que mantener relaciones sexuales con muchas personas diferentes, incluso sin una selección muy escrupulosa, antes de dedicarse a la monogamia, les permitirá valorar mejor a su pareja definitiva.

Sin embargo, las estadísticas demuestran que esos comportamientos no dan mejor resultado emocional que los que no admiten tener relaciones sexuales si no hay amor por medio. El sexo por el sexo parece ser que, a la larga, genera una capacidad disminuida para la relación de pareja.

Tampoco parece ser una buena solución el mantenimiento de relaciones extraconyugales -poner los cuernos- por aquello de que lo bueno cansa y si uno no está contento con lo que le ofrecen de noche lo mejor es salir fuera a buscarlo. A la larga termina uno compuesto y sin novia.

Sin embargo, las relaciones prematrimoniales en parejas estables son una realidad ya perfectamente aceptada por la sociedad y se cree que al menos un 80% de las personas solteras mantienen relaciones sexuales periódicas con sus parejas, aunque ello ha provocado un aumento significativo de hijos nacidos antes del matrimonio.

Capítulo aparte son los fetichistas y los sadomasoquistas, los cuales suelen ser personas que tienen relaciones sexuales normales pero que desean darle una variedad que rompa la rutina. Nada que objetar, salvo que estas prácticas se conviertan en una necesidad imperiosa o en la única manera de lograr un orgasmo. Llegado a este punto, sus impulsos sexuales son absorbidos casi en su totalidad por la dependencia a estas prácticas y ya no pueden mantener relaciones normales, mucho menos con personas que no están dispuestas a estos juegos.

Un caso parecido lo tenemos en las llamadas disociaciones en la conducta sexual en las cuales se pueden establecer lazos emocionales con cualquier tipo de persona. El problema es que estas relaciones sexuales físicas están dirigidas hacia personas que el individuo considera inferiores, como pueden ser las prostitutas, con las cuales la persona no tiene ningún lazo afectivo. En estos casos el acto sexual con la pareja estable se asocia a miedo, culpa o ansiedad, y la liberación solamente se encuentra cuando no existen sentimientos de ternura o dependencia. Aunque hasta ahora parecía ser un problema exclusivo del varón, la liberación sexual de la mujer permitió encontrar anomalías similares, ya que con frecuencia una mujer con pareja estable es incapaz de sentir placer sexual con ésta, pero lo puede sentir intensamente con hombres que aparecen espontáneamente en su vida y a los cuales ni siquiera aprecia.

Por último, tenemos a los exhibicionistas y voyeur (los mirones), los cuales suelen tener problemas con la justicia y con el vecindario cuando sus aficiones las realizan delante o con personas que no deben. Mientras que todo quede en la intimidad del hogar no hay ningún problema en que cada cual se exhiba como quiera delante de su pareja ya que, a fin de cuentas, todos somos exhibicionistas en cierta medida con nuestro cuerpo (mucho más si es agraciado.) ¿A quien no le gusta ver un cuerpo desnudo a hurtadillas, en el cine o en una revista? El deseo de mostrarnos desnudos es algo que va tan unido al sexo como el caso contrario, el pudor, y ambas conductas entran dentro de lo que se considera normales en las relaciones sexuales.

El rol del hombre y la mujer

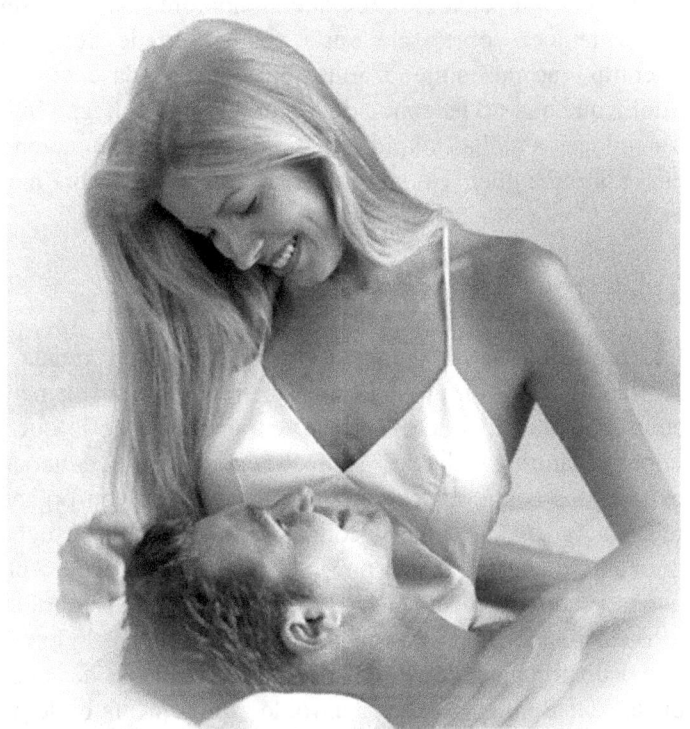

Aunque dicen que la sociedad ha avanzado enormemente en la lucha contra las desigualdades entre los dos sexos, lo cierto es que el aumento ha sido mucho más significativo en la mujer que en el hombre. Mientras que la mujer ha ido ganado parcelas de poder, igualdad y bienestar, el varón las ha perdido en la misma medida. Es como si la ganancia de uno debiera ser a costa de la pérdida del otro.

La identidad sexual, el sentimiento de sentirse macho o hembra, no ha variado para el hombre, al cual se le sigue exigiendo fortaleza, seguridad, potencia sexual y valor. Eso le condiciona enormemente en sus relaciones de pareja ya que mientras él tiene que tratar a la mujer como igual, no puede permitirse el lujo de relajarse en sus cualidades masculinas. Por poner algún ejemplo, diré que un hombre impotente será frecuentemente objeto de burla cuando no de desprecio, mientras que una mujer frígida será considerada como una infeliz que aún no ha conocido al hombre que la haga vibrar. Ya conocen aquella estúpida frase del doctor Marañón con la cual afirmaba que: "No hay mujer frígida, sino hombre inexperto".

Las conductas marginales

No quisiera que la palabra marginal fuera interpretada en sentido literal o confundida como aberración, sino solamente como aquellas conductas que no entran dentro de lo que el impulso natural nos ha designado. Si en la naturaleza humana existen dos sexos diferenciados, los cuales poseen órganos reproductores diferentes y células germinativas que deben unirse para engendrar una nueva vida, parece lógico aceptar que todo aquello que no entre dentro del ciclo de la naturaleza lo podamos considerar al menos como al margen de lo normal. Ello no quiere decir que otras manifestaciones de la conducta sexual que no entren dentro de este esquema biológico deban ser condenables y perseguidas, ya que de ser así tendríamos que menospreciar igualmente a todo ser humano que no nazca con todos los órganos y atributos que son habituales. Afortunadamente no es así.

Transexual

En este caso la persona afectada considera que es víctima de un accidente biológico, se siente incómodo/a con el sexo que tiene y si no cuenta de niño con unos educadores muy correctos puede sufrir enormemente en esa época de su vida. Los varones no se sienten a gusto con los genitales típicos del varón, consideran que su auténtica identidad es la femenina y más que solicitar ayuda psicológica para poner sus ideas en orden demandan una intervención quirúrgica. No obstante, existen casos de personas consideradas como transexuales que no lo son, ya que se debe emplear este término solamente en aquellos casos en los cuales no hay genitales ambiguos ni anomalías genéticas. No debe confundirse a un transexual con un travestido ni con un homosexual.

Un transexual masculino se inicia en la infancia, cuando comienza a tomar conciencia de su sexo y se integra más en los juegos de niñas y sus fantasías, que en la dureza de las actividades competitivas propias del varón. No le gustan nada los cambios físicos típicos de la pubertad, con el crecimiento del bigote, el vello en piernas y brazos, y comienzan a cuidar su cuerpo de manera similar a las mujeres. En ese momento de su vida ya empiezan a sentirse más felices y si el entorno es adecuado no tendrán problemas en sus relaciones personales. Este cambio les puede resultar suficiente o incompleto y no es raro que se vistan como mujeres, empiecen a tomar hormonas y busquen ya una operación quirúrgica que les haga sentirse en plenitud física y sexual.

En el lado contrario, las transexuales femeninas, nos encontramos con mujeres que desde niñas manifiestan comportamientos agresivos, se incluyen en juegos peligrosos y en ocasiones descuidan su físico. Pero mientras que sus homólogos masculinos gozan de una relativa aceptación por la sociedad, las mujeres varoniles tienen que pelear continuamente por no ser criticadas. Su destino las conduce casi siempre a cambiar de residencia, vestirse como hombre y comenzar también a utilizar hormonas androgénicas que modifiquen su voz y hasta les proporcionen algo de vello. Si todo va bien y disponen de dinero, solicitarán un pene artificial, una mastectomía y por supuesto una histerectomía.

Zoofílico

Se considera así a la persona que se excita con el juego, la fantasía o el acto sexual realizado con animales. Según los informes disponibles hay personas que entrenan especialmente a sus animales para que les exciten sexualmente mediante fricciones o lamidos, llegando al extremo en los varones de realizar la penetración a hembras animales y en las mujeres ser penetradas por perros.

La zoofilia se considera más una sustitución no deseada en las relaciones sexuales que una apetencia incontenible, ya que es muy frecuente en personas solitarias, bien sea por motivos económicos o de lejanía con comunidades de vecinos. La frecuencia de casos es igual en mujeres que en hombres y suele desaparecer cuando aparece una persona que satisface las necesidades afectivas y sexuales.

Pedofilia

Actualmente es la inclinación sexual más perseguida, especialmente porque se considera que al utilizar como compañeros de la relación sexual a los niños se les está privando de que en el futuro puedan llegar a tener una buena vida sexual. Además, la mayoría de las veces el niño se ve involucrado en algo en lo que ha sido forzado o cuando menos engañado, no teniendo libertad de elección para negarse o aceptar.

La mayoría de los pedofílicos gustan más de los niños de

sexo contrario y mientras que los varones sienten especial atracción por las niñas entre 8 y 10 años, las mujeres suelen satisfacer sus instintos simplemente bañando o acariciando a los niños entre ocho y quince años. Por ello la pedofilia en las mujeres se persigue judicialmente bastante menos.

Sadismo

Aunque muchas personas suelen incluir en el mismo saco al masoquismo y al sadismo los jueces no lo ven así, ya que mientras que el masoquista parece ser que disfruta sexualmente cuando su vida o su salud están amenazadas, el sádico necesita hacer daño a su pareja para lograr la excitación sexual. De todas maneras, no hay que clasificar como sádica a una persona que en un momento dado de fantasía sexual realiza un juego erótico con cierta dosis de violencia, lo cual parece más frecuente de lo que pensamos.

El sádico real suele causar daños serios, intensos y en ocasiones mortales a sus parejas, ya que es la única manera de lograr la excitación, por lo que es frecuente que lleguen a torturar y violar brutalmente a sus víctimas. Un violador no tiene porqué necesariamente que ser un sádico, ya que su fin es la agresividad, no el placer sexual con su víctima, aunque por desgracia la mayoría de los violadores experimentan mayor excitación cuando ven a su víctima sufrir.

Trastornos en la función sexual

Consideramos ahora como trastornos aquellos casos en los cuales no hay una motivación psicológica o del comportamiento en las anomalías sexuales, sino que el problema es simplemente físico, orgánico, susceptible, por tanto, de ser mejorado mediante tratamiento médico o estimulado con alguno de los afrodisíacos que mencionaremos a continuación.

Para que el comportamiento sexual de hombre y mujer se pueda realizar con eficacia y normalidad se requieren ciertas condiciones: motivación para el sexo, deseo o impulso, excitación vasocongestiva suficiente y orgasmo. En el varón el orgasmo culmina con la emisión inevitable del esperma, la cual está controlada por las contracciones de la próstata y la uretra. En la mujer puede existir también eyaculación, así como contracciones, aunque pueden quedar más ocultas. En ambos casos, previo al orgasmo hay un momento de tensión muscular generalizada, contracturas perineales y un empuje pélvico involuntario. Una vez alcanzado el orgasmo hay una sensación de relajación, bienestar y un periodo refractario en los varones, los cuales necesitan un periodo variable para poder alcanzar otra erección. Las mujeres, en cambio, se las considera multiorgásmicas, y pueden tener varios orgasmos casi inmediatamente. En cualquier caso, no existe una norma que podamos considerar universal y todas las personas deberían entrar dentro del apartado de "normales".

¿Por qué nos excitamos?

No voy ahora a mencionar los aspectos emocionales o psíquicos por los cuales sentimos aumentar el deseo sexual, sino aquellos aspectos puramente fisiológicos, o sea, cuáles son los mecanismos por los cuales nuestro cuerpo manifiesta una apetencia sexual.

La respuesta sexual a un estímulo está condicionada por una interacción entre los sistemas nervioso simpático y parasimpático. El sistema simpático interviene en la fase del orgasmo, la eyaculación y la emisión misma, mientras que el parasimpático lo hace en la vasocongestión y también en la emisión. Ambos sistemas dependen en gran medida de las secreciones hormonales y los sistemas vasculares y neurales, así como de los bloqueadores adrenérgicos alfa y beta. Cualquier alteración en todos estos mecanismos o una falta de sincronía, producirá alteraciones o falta de respuesta en el orgasmo.

Cuando falta el deseo

Es casi seguro que el apetito sexual es un proceso psico-somático basado esencialmente en la actividad cerebral, el cual actúa como un guionista de cine que nos va indicando las fases de la excitación, aunque previamente nos avisa si existen los requisitos necesarios para excitarnos, como son la motivación y las ganas de realizar el acto sexual.

Se admite que en una pareja estable la causa principal de falta de deseo es el aburrimiento en la relación, aunque este aburrimiento no sea puramente sexual sino afectivo. Una pareja que ya no se comunica por el día y que tienen que organizar por separado sus ratos de ocio, es bien seguro que tampoco deseen hacer el amor juntos. En este sentido es de destacar el hecho de que una relación sexual esporádica, muy espaciada, produce con frecuencia una disminución del apetito sexual muy marcada, en lugar de un aumento. A fin de cuentas, la continuidad en el sexo crea una necesidad, casi una dependencia, y el cuerpo acostumbrado a tener sensaciones orgásmicas continuadas no podrá pasar sin ellas. Se trataría de esas personas que manifiestan que no pueden dormir sino hacen el amor, postura favorable a una buena sexualidad siempre y cuando los dos opinen lo mismo, ya que en caso contrario puede existir apatía aunque no existan problemas para ejecutar el coito.

Otra causa muy frecuente son las depresiones, la cual conduce frecuentemente a una impotencia en el varón y a una falta de excitación en la mujer, pero no solamente entre ellos sino hacia cualquier otra persona. También influye en esta disminución del deseo la carencia de fantasías sexuales o los traumas y vivencias de la infancia, no necesariamente en el terreno sexual sino más bien en el afectivo. Una persona que en su niñez y adolescencia no haya recibido cariño, comprensión y se haya visto seriamente reprimido en sus deseos afectivos, con seguridad estará muy condicionada posteriormente para tener una relación agradable.

Algunas disfunciones

Las disfunciones pueden ser primarias, esto es, que no haya existido nunca un deseo sexual, ni siquiera reprimido o imaginario -siendo la causa normalmente un conflicto psíquico-, o secundarias, las cuales aparecen después de haber mantenido relaciones normales después de un periodo más o menos largo. Estos casos son bastante frecuentes y se dan en personas que, o bien se han limitado a ciertas situaciones (solamente masturbación), o con determinadas parejas (sólo con prostitutas o aventuras ocasionales.) Estas personas suelen tener sentimientos de culpa, de vergüenza (hay quien no puede permanecer totalmente desnudo delante del otro), de frustración (en realidad sentía envidia de las parejas que se amaban), o de ansiedad (su gran deseo le produce una neuro-sis que le hace fracasar o provoca un rechazo de la pareja.) No obstante, no se puede hablar de disfunción si la persona es capaz de tener sensaciones orgásmicas mediante la mastur-bación o la imaginación.

Indudablemente los factores psicológicos son una causa importante en las disfunciones sexuales, pero más fáciles de corregir si logramos encontrar la causa y poner el remedio, ambas cosas no siempre sencillas.

Entre las causas psicológicas más frecuentes tenemos:

La hostilidad hacia nuestra pareja o en general hacia el otro sexo. Esta hostilidad suele ser manifiesta o permanecer escondida en el inconsciente, sin que ambos la perciban. Una pareja que no nos trate como necesitamos, con mucha más razón en la cama, es obvio que nos producirá un rechazo imposible de superar, de la misma manera que las vivencias nefastas en las relaciones con el otro sexo (no necesariamente en materia sexual), nos provocarán una aversión y hostilidad intensas. La hostilidad hacia el otro sexo se manifiesta con demasiada frecuencia en mujeres con un feminismo mal entendido, las cuales consideran que la culpa de su propia frustración la tienen los varones en general y se declaran en guerra abierta a los hombres. En el varón esa hostilidad hacia la mujer suele venir por no haber logrado enamorar nunca a una mujer o porque alguna (o varias) le hicieron un daño psíquico importante.

El miedo al sexo, a los genitales o al desnudo (propio o del otro), suelen ser muy habituales en jóvenes o personas con ninguna experiencia sexual y para corregirlo basta encontrar una pareja adecuada. No hay manera más efectiva de perder complejos y temores en asuntos de cama que tener a nuestro lado una persona amable y comprensiva. Sin embargo, son frecuentes los episodios de miedo en personas que no están satisfechas con su físico, bien sea por deformidades reales o un sentido de la belleza equivocado, para los cuales el acto sexual es un examen que no desearían pasar porque temen suspender. Así, mientras que los hombres tienen una obsesión generalizada por su pene, especialmente en cuanto al tamaño, las mujeres son muy sensibles a la belleza pura; la obesidad, la celulitis, los pechos pequeños o mal formados, son sus mayores miedos.

También existe miedo a tocar los genitales de la pareja, a la pérdida del control que necesariamente van a tener durante el orgasmo, a necesitar tener relaciones frecuentes y que su pareja lo perciba, y por supuesto al embarazo, verdadera fuente generadora de problemas de pareja.

La culpabilidad aparece no solamente cuando alguien ha realizado un acto reprobable (infidelidad) hacia su pareja, sino incluso si uno de los dos es más feliz, más sano o más triunfador que el otro. También es frecuente este sentimiento cuando nos autoanalizamos y nos consideramos causa de las depresiones o ansiedades del otro o recordamos la última discordia entre ambos.

La ansiedad se manifiesta cuando tenemos que realizar una postura o modo sexual que no nos agrada, como pueden ser la duración excesiva o corta del acto sexual, el sexo bucal o ciertas posiciones o tocamientos que no corresponden a nuestras apetencias. También aparece cuando nos damos cuenta del inevitable proceso de envejecimiento por el cual ya no podemos hacer el acto sexual como antes, ni nuestro cuerpo goza de la belleza y fortaleza que tenía. En todos estos casos la sola idea de tener que realizar el coito nos supone un estado de ansiedad grande, el cual preferiríamos evitar. El miedo al fracaso, no solamente en el hombre, sino también en la mujer que no logra excitar a su pareja o no consigue tener el orgasmo, el deseo desmedido de tratar de agradar a su pareja olvidándose de uno mismo, o la exigencia del otro para hablar de temas sexuales tan íntimos que desearíamos no mencionar, nos llevan a una falta de comunicación y a evitar la relación sexual.

La ignorancia en materia sexual y mucho más importante la mala información, conducen a muchas personas a odiar el sexo y contribuir a que el otro lo odie. Dejarse influir por los actos amorosos que reflejan en el cine, en donde todo es una intensa pasión y felicidad (acompañado de música celestial), lo mismo que escuchar a personas que manifiestan su total falta de interés por el sexo, nos llevan a una situación muy alejada de la realidad. Por supuesto, en esta ignorancia están las creencias religiosas que repudian el sexo como un modo de felicidad, los comentarios de las madres sobre la voracidad desagradable de los hombres, las estadísticas sobre el tamaño de los órganos genitales, el supuesto modo correcto de hacer el amor, y hasta lo que podemos esperar de una relación sexual satisfactoria. Hay quien piensa que la primera relación es la auténtica, la verdadera y la única digna de recordar, del mismo modo que hay quienes tienen una fijación absoluta en un amor que se perdió. También hay quienes basan su vida afectiva en los refranes o en las modas, o elaboran su propio criterio en las experiencias de sus amigos o padres. La frecuencia de los divorcios -casi un 50% de las parejas- se cree que obedece más al mimetismo que a necesidades reales, llegándose al punto que muchos matrimonios llegan a la ruptura después de una simple, aunque intensa, discusión.

Las estadísticas

Quisiera insistir sobre las llamadas estadísticas sexuales, tanto a lo referente al tamaño "normal" del órgano viril, como al número de orgasmos que tienen las mujeres, así como a la frigidez e impotencia. Estos estudios son siempre erróneos, pues una estadística no la puede hacer un sexólogo o grupo de sexólogos. Para que un estudio sea fiable debe efectuarse entre un grupo heterogéneo de personas (cultural, edad, sexo, ciudad, económico, etc.), además de hacerlo en diferentes épocas del año. También es imprescindible que se logre la mayor sinceridad e imparcialidad del grupo testigo (al menos 1.000 personas), pues con frecuencia la gente miente en las encuestas y, además, está muy influida por su situación sentimental actual. Si hablamos con personas divorciadas, por ejemplo, su opinión será muy diferente a la que sería antes del divorcio y a la que tendrá cuando vuelva a enamorarse.

Y sobre las controvertidas medidas genitales del varón, más de lo mismo, debiéndose diferenciar entre las medidas del pene relajado o erecto. Estas últimas, obviamente, parecen difíciles de cuantificar, pues no creemos que los médicos estimulen a los entrevistados para conseguir medir su pene en total erección. Además, hay circunstancias que varían las medidas reales, como el frío, la tensión nerviosa, el cansancio o el uso frecuente de prendas íntimas muy ajustadas que impidan el desarrollo normal de los genitales.

Finalmente, sobre el comportamiento afectivo de las personas, así como la infidelidad, los datos son igualmente poco fiables, pues nos encontramos con el rechazo generalizado de la población a contar su vida íntima a un encuestador. Lo más frecuente es que las personas hablemos de nuestra opinión y deseos, pero apenas de lo que realmente vivimos, comentarios que solemos hacerlos con mayor frecuencia a un amigo, pues deseamos su confidencialidad.

Causa orgánicas de la disfunción sexual

En el hombre

Podemos hablar de impotencia o disfunción eréctil, cuando existe una capacidad de alcanzar o mantener una erección satisfactoria para realizar el coito sexual. Esta puede ser primaria o causada por motivos orgánicos, o secundaria motivada por problemas psíquicos.

Las causas orgánicas pueden deberse a problemas de falta de hormonas, testosterona en especial, motivada casi siempre por una alteración de alguna glándula endocrina, esencialmente hipófisis o gónadas.

Esta es una relación de aquellas enfermedades o causas que pueden generar una impotencia en el hombre:

- Diabetes.
- Sífilis.
- Alcoholismo.
- Drogadicciones.
- Anomalías congénitas.
- Hipofunción glandular.
- Inflamaciones de los genitales.
- Trastornos neurógenos como la esclerosis múltiple, las lesiones de la médula espinal y los accidentes cardiovasculares
- Aneurisma aórtico.
- Medicamentos hipotensores, sedantes, tran quilizantes y anfetamínicos.

- Problemas quirúrgicos accidentales en el sistema nervioso.
- Castración quirúrgica o extirpación perineal de la próstata.

Referente a la vejez, hay que manifestar que no hay una casuística que demuestre que es un factor negativo en la sexualidad, ya que hasta por lo menos los 80 años de edad el varón sigue conservando su capacidad reproductora, lo mismo que si está sano mantiene una aceptable capacidad de erección. La eyaculación y el apetito sexual quizá puedan estar algo retardados, no inhibidos, aunque en ello influyen sobremanera las fantasías sexuales y su pareja habitual.

En cuanto a las causas de impotencia psíquica, hay que distinguir en primer lugar entre impotencia o falta de deseo sexual; dos términos que se confunden con tanta frecuencia que llevan a catalogar como impotente a un hombre totalmente normal que solamente acusa una falta de estímulo para realizar el amor. Si no desea hacer el amor lógicamente no podrá alcanzar la erección. Un diagnóstico precipitado puede condenar a un hombre a padecer un cuadro depresivo y a ser rechazado por su pareja (y en demasiadas ocasiones objeto de burla), cuando un estudio más sereno aconsejaría en primer lugar otras alternativas para satisfacer sus deseos sexuales.

Si un hombre tiene capacidad de erección voluntaria con la masturbación, la visión de personas desnudas o mediante otro tipo de estímulos que se pueda inventar, no se le puede diagnosticar como impotente, del mismo modo que tampoco lo es aquél que tiene erecciones involuntarias durante el sueño. Tampoco se puede hablar de impotencia cuando su problema se manifiesta con una determinada persona, o en determinadas circunstancias. Con demasiada frecuencia la causa está en una falta de aliciente para hacer el amor, con esa o cualquier pareja.

La impotencia física se puede considerar como tal solamente en aquellos casos en los cuales el paciente desee a su pareja y reúna todas las condiciones físicas necesarias para tener una erección. Cuando ni siquiera durante el sueño se produzcan erecciones involuntarias habrá que pensar en una causa orgánica, aunque para averiguarlo con certeza no basta con la opinión del paciente, sino que se hace imprescindible saber con certeza si hay erecciones, de qué calibre y cuánto duran. Por tanto y ante un caso de impotencia falsa como las que hemos descrito, lo primero que hay que hacer es tranquilizar al paciente y dejarle las cosas claras. Si esto se consigue, la curación está próxima.

Respecto a la impotencia psíquica o circunstancial mucha de la culpa la tienen los medios de comunicación, los anuncios y los mitos creados en torno a la sexualidad. Escenas de amor en las cuales la pareja se deshace en gritos de placer, que adoptan posturas imposibles de lograr salvo que seamos atletas y amores tan románticos que dejan en ridículo las relaciones cotidianas, pueden hacer creer a más de un hombre que él sería incapaz de proporcionar ese Séptimo Cielo que pregonan, y de ahí a la impotencia como coraza va un paso.

Algunos sexólogos recomiendan un tratamiento conjunto de la pareja, durante el cual se instruyen en comportamientos afectivos escalonados, en los cuales solamente al final se intenta realizar el coito, aunque no es imprescindible. Se instruye que la meta no es la penetración sino las caricias, los besos y los abrazos y que no es nada negativo dormirse abrazados sin realizar el coito.

Como refuerzo al tratamiento psicológico algunos sexólogos recetan testosterona aunque los niveles de andrógenos no sean bajos, más que nada por lograr un efecto placebo, en especial en cuanto a fantasías eróticas.

Eyaculación prematura

Tanto o más que la impotencia, la eyaculación prematura es el azote y el infortunio para quien la padece. Se considera así cuando no ha habido tiempo de satisfacer sexualmente a la pareja, pero este es un concepto erróneo, ya que no se puede hablar de anomalías en función del tiempo que dura el coito. Y como puede ocurrir que la pareja tenga un orgasmo retardado y esto ocasione la eyaculación, podríamos definir el término "eyaculación precoz" a cuando la eyaculación se produce antes de que el individuo lo desee, no estando, por tanto, en dependencia de su pareja.

Los estudios estadísticos nuevamente son poco fiables (¿quién mira el reloj cuando hace el amor?), ya que nos hablan de un mínimo de 2 minutos de coito, aunque se dice que la mayoría de los hombres sienten necesidad de eyacular en ese corto período y que deben realizar un esfuerzo para contenerse en espera de la respuesta más retardada de su pareja. Además, en los adolescentes la eyaculación es casi siempre precoz, lo mismo que en personas que tienen relaciones impetuosas y escabrosas, en lugares públicos o poco propicios. En ambos casos tampoco se puede hablar de prematura.

Cuando una persona adulta, después de una vida sexual activa, continuada y si es posible con parejas diferentes, sigue teniendo una eyaculación en los dos primeros minutos, incluso sin penetración, es el momento de intentar curarle. Para ello primero hay que tranquilizarle y hacerle que realice al acto sexual sin prisas y con calma. Se le darán técnicas adecuadas para detener el orgasmo y con ello prolongar el coito, así como para parar de moverse en el momento adecuado, reanudando el acto a los 30 segundos. Se realizan cuatro o cinco paradas, con el fin de que el acto sexual dure al menos 5 minutos, siendo lo ideal 10. Después de unos cuantos días de entrenamiento la persona ya ha aprendido a controlar sus emociones y puede considerarse curado.

Orgasmo retardado

Es curioso que mientras que para miles de hombres la eyaculación precoz es su gran problema sexual y darían su brazo derecho por lograr una penetración que permaneciera al menos 10 minutos, para unos pocos su problema precisamente es la imposibilidad de eyacular dentro de unos cánones lógicos. Por supuesto, estos hombres no consiguen nada con la masturbación, salvo agotar la mano, ya que si tener debajo (o encima) a una mujer sedienta de amor no les alienta lo suficiente, imagínense en solitario.

Aunque existen algunos medicamentos que pueden provocar este síntoma, como es el caso de las fenoticidas y algunos antihipertensivos, y enfermedades que afectan a la médula espinal como es el caso de la esclerosis múltiple, lo normal es que se conserve la erección y que las causas sean psicológicas. Tampoco debemos confundir la eyaculación retardada con la retrógrada, en la cual si existe una pequeña eyaculación que no llega a salir al exterior y que proporciona un orgasmo normal. Algunos medicamentos, como la amitriptilina, pueden provocar estos efectos secundarios.

También suele confundirse este retardo o incapacidad de eyacular con la ausencia de esperma, bien sea porque se haya expulsado anteriormente sin notarse (no ha existido orgasmo) o porque no ha habido tiempo para "recargar la batería". En aquellas circunstancias en las cuales ha existido orgasmo y no se perciba la eyaculación es posible que sea por una retracción del líquido o porque la cantidad sea tan pequeña que se confunda con otras secreciones. Estos casos son muy frecuentes entre jóvenes inexpertos, los cuales tienen relaciones sexuales sin tomar precauciones severas contra el embarazo, pensando que se retirarán a tiempo, antes de eyacular. Confunden eyaculación con orgasmo y por eso es muy fácil dejar embarazada a la pareja.

Los medios mecánicos que se utilizan para corregir esta disfunción consisten en provocar la eyaculación primeramente con la mano, después mediante el roce con los labios de la vagina y finalmente dentro. Este proceso de estimulación lleva algún tiempo y la respuesta no es inmediata, ya que lo que se pretende es aumentar la sensibilidad del pene al frotamiento y con ello lograr una respuesta más intensa durante el coito.

En la mujer

Incapacidad de lograr el orgasmo

He querido no emplear la palabra "frigidez" para hablar de la falta de respuesta sexual a las caricias, ya que ha sido muy mal empleada. Una mujer puede tener una inhibición persistente de la excitación sexual durante el acto sexual normal y manifestar no solamente una carencia de orgasmo sino también una falta absoluta de lubricación de sus órganos sexuales.

El principal problema que nos encontramos para la curación es precisamente ese, que para muchas mujeres no es un problema; es más, para muchas es un motivo de relax y desprecio hacia los hombres. Suelen comentar con desenfado: "Si por mí fuera nunca haría el amor" "Yo hace tiempo que paso de sexo, no lo necesito", o "en mi vida he sentido un orgasmo". A estos comentarios realizados casi siempre entre mujeres suelen unirse los que hacen otras que le dicen que el problema es porque "Tu marido no te lo sabe hacer" "Búscate un hombre experto y verás", o "sé infiel y no mires con quién".

Las causas

La mayoría de las veces el problema es de índole psíquica, ni afectivo, ni orgánico. Puede ocurrir que las primeras experiencias sexuales hayan sido nefastas, hasta desagradables y que en la mente frágil de esa mujer no haya un lugar para la mala suerte, sino que piensen desde ese momento que la sexualidad es así. A partir de entonces y aunque afectivamente deseen al varón y hasta socialmente puedan ser una buena compañera, cada nueva experiencia sexual puede suponer por lo menos un sacrificio. Si a esto añadimos que su mala formación en materia de sexo hace que no comprendan la verdadera naturaleza del problema y no deseen solucionarlo, o que piensen que a su pareja le basta con tener él solito su orgasmo, tenemos ya una candidata eterna al grupo de mujeres frígidas incurables.

Estas mujeres tienen, además, un desprecio por las relaciones sexuales de los demás, no gustan de ver escenas eróticas en el cine y cualquier intento de su pareja por iniciar una orgía improvisada en el cuarto de baño acaba en bronca. No le gustan las guarradas.

Indudablemente hay otras causas más razonables y comprensibles, como son los estados depresivos, las peleas de pareja continuadas, los apuros económicos, la falta de intimidad (vivir muchos años en casa de los padres es siempre un factor de riesgo), las enfermedades y por supuesto la repulsa hacia el compañero.

Entre las enfermedades que pueden causar ausencia de placer sexual y, por tanto, de orgasmo, tenemos al hipotiroidismo, la diabetes, la esclerosis múltiple, la cistitis, la menopausia, la endometrosis o la distrofia muscular. En cuanto a los fármacos negativos están los anticonceptivos orales, los antihipertensivos y los tranquilizantes, siendo misión del médico advertir a su paciente que no se extrañe por la ausencia de orgasmos, evitando así que se devane los sesos buscando causas psicológicas o traumatismos infantiles.

También se ha observado esta falta de respuesta sexual después de una histereptomía o mastectomía, ya que el impacto emocional que causan en la mujer es enorme y en muchas las conduce a una apatía muy profunda, hasta el punto en que rechazan absolutamente al varón.

Por último, la causa fisiológica más normal es la atrofia genital que se produce en la vejez y que es más acentuada en aquellas mujeres que hace tiempo renunciaron al sexo, bien sea por enviudar o por falta de estimulo. Sin embargo en la mayoría de los casos no se puede hablar de una frigidez absoluta si aún persisten la necesidad de abrazar, besar y hasta mantener todo el preludio que precedía al coito. En estos casos puede existir una vida sexual satisfactoria que agrade al menos a la mujer, y no constituir ninguna patología a tratar. Sería como aquellas personas que sin estar enfermas, eligen voluntariamente y sin problema renunciar al sexo, opción ésta tan respetable como la de aquellas que se dedican toda la vida a un sólo hombre o las que prefieren cambiar de pareja cada fin de semana.

Las soluciones

Ahora supongamos que la mujer en cuestión no está satisfecha con su ausencia de orgasmos, desea transportarse de vez en cuando a ese Séptimo Cielo, y busca alguien que la solucione su problema.

Lo primero que hay que diferenciar es si solamente tiene una ausencia de orgasmos o si ni siquiera tiene excitación sexual. Lo más normal, o lo más habitual, es la inhibición del orgasmo después de una fase de excitación sexual aceptable o cuando menos una inclinación favorable a mantener relaciones sexuales.

En las mujeres jóvenes no es frecuente encontrar una ausencia total del deseo de mantener relaciones sexuales, ya que esta característica se da habitualmente después de la menopausia y especialmente en mujeres viudas.

Se considera que aproximadamente un 10% de las mujeres no consiguen alcanzar el orgasmo a través de ningún tipo de excitación o persona, aunque también se cree que la mayoría de ellas consiguen altas sensaciones placenteras mediante la estimulación del clítoris. Y así llegamos a la abultada cifra de un 50% de mujeres que dicen no lograr alcanzar el orgasmo mediante el coito, aunque no hay que considerar estas cifras como seguras, dada la gran tendencia de las personas a mentir en las encuestas.

Por ello nos encontramos con un grupo muy alto de mujeres que responden a la estimulación del clítoris, por sí mismas o mediante una pareja, pero no consiguen pasar de esa fase de excitación, siendo este grupo el más numeroso y el que con más facilidad acude a las consultas. En ellas se sacan a la luz una serie de defectos en su relación, como puede ser un estímulo sexual inadecuado (por defecto, motivación o técnica), y una ignorancia compartida con su pareja relativa a la anatomía femenina y cómo manipular las zonas erógenas. También, el convencimiento de que su compañero no podrá completar el acto por padecer impotencia o eyaculación precoz la conducirá a un resentimiento o aversión que la bloqueará desde los comienzos. Estas mujeres son presas fáciles de personas ansiosas de conquistas rápidas y de amigas amargadas que tratan de sentirse mejor compartiendo penas y rencores. En este caso, las nuevas experiencias no tienen porqué ser mejores (dada la premura conque se llevan a cabo suelen ser desastrosas) y la falta de afectividad sincera en ellas conduce a la mujer a un callejón de difícil retorno.

Si después de una larga temporada de ausencia de excitación sexual y orgasmos consigue un día uno placentero, es posible que tampoco se sienta a gusto con ello, ya que para ella el abandono de las inhibiciones, los gemidos y las secreciones propias del orgasmo la causan desagrado y prefiera volver a la situación anterior en la cual tenía el control absoluto de sus emociones. Este caso es muy frecuente en mujeres con un alto nivel intelectual y cultural, acostumbradas a tomar sus propias decisiones, para las cuales perder el sentido durante el acto sexual y sentirse solamente "hembra", les causa un sentimiento de desagrado y prefieren volver cuanto antes a la situación anterior, o al menos no perder el control de sus actos delante de otra persona. Si sus convicciones feministas son muy radicales le será muy difícil aceptar esa dependencia sexual y afectiva hacia un hombre, prefiriendo renunciar a ello con tal de seguir con su independencia.

En el supuesto de que nos encontremos con una mujer con pareja estable, psicológicamente equilibrada y que desee alcanzar una plenitud sexual, el tratamiento debe ir unido al diálogo con ambos miembros. Primero se les indicará la parte puramente técnica de la excitación sexual, con las caricias no genitales, la estimulación directa y posteriormente el coito. No se debe pasar al estado siguiente mientras no se domine totalmente el anterior.

De lo que se trata es no tanto de que su pareja conozca las técnicas para estimularla (eso convertiría al hombre en una máquina de dar placer), sino en que la mujer conozca mejor su cuerpo y su respuesta a los estímulos. También deberá aprender que la satisfacción sexual la puede lograr también mediante la estimulación a su compañero y no solamente con su propia piel.

Existe una zona especialmente importante, además del clítoris, denominada Punto G, que podría encontrarse en el tercio externo de la vagina en el músculo pubococcígeo, el cual parece ser una zona especialmente sensible en la mujer, y que se puede estimular y fortalecer su función mediante manipulaciones continuadas.

El orgasmo

Por si alguien no lo sabe aún, bien sea porque no lo ha experimentado o porque no sepa si su pareja lo siente realmente (todos somos un poco actores en ese momento, nada raro ya que queremos hacer bien nuestro papel), estas son las reacciones básicas y normales de una persona cuando está en pleno éxtasis; omito voluntariamente los gritos, suspiros, interjecciones y hasta palabrotas que se suelen decir cuando nadie nos oye.

Justo en el momento cumbre la respiración se torna rápida, poco profunda y hasta casi se vuelve imperceptible; diríamos que hasta el corazón parece detenerse, aunque para tranquilidad de los mayores hay que advertir que las posibilidades de morir de un infarto durante el coito son mínimas. Sin embargo, en esos momentos hay ciertamente una disminución del aporte de sangre al cerebro (las mujeres dicen que perdieron el sentido y los hombres que se pusieron morados), cosa lógica ya que los genitales se hinchan a base de sangre.

Predomina la sangre venosa, se eleva la presión arterial y hay una gran excitación de los centros nerviosos motores que estimulan la sensibilidad cutánea, genital y muscular. Junto al deseo de estrujar y arañar a la persona que nos acompaña (quizá para que no se nos marche en ese momento tan decisivo), se manifiesta una fuerte vasodilatación en los vasos cerebrales que puede provocar dolores de cabeza, el sentido del oído queda casi anulado, la punta de la nariz enrojece lo mismo que la conjuntiva de los ojos, y se produce una taquicardia totalmente palpable.

Junto a todo ello hay un aumento de la salivación (se le cayó la baba, lo que no nos extraña), la transpiración es más intensa, la piel tiene un olor especial lo mismo que los órganos genitales, y el movimiento rítmico iniciado enloquece. Una vez finalizado el acto el desenlace es increíblemente rápido, especialmente en el hombre. Parece que no ha roto un plato en su vida. Se fuma un cigarrillo o se da la vuelta en la cama, sin ni siquiera despedirse hasta la próxima. La mujer, algo más lenta en enfriarse (hay quien afirma que si fuera por ella lo repetiría varias veces), prefiere acurrucarse o meditar sobre lo bien que sienta el sexo a cualquier hora.

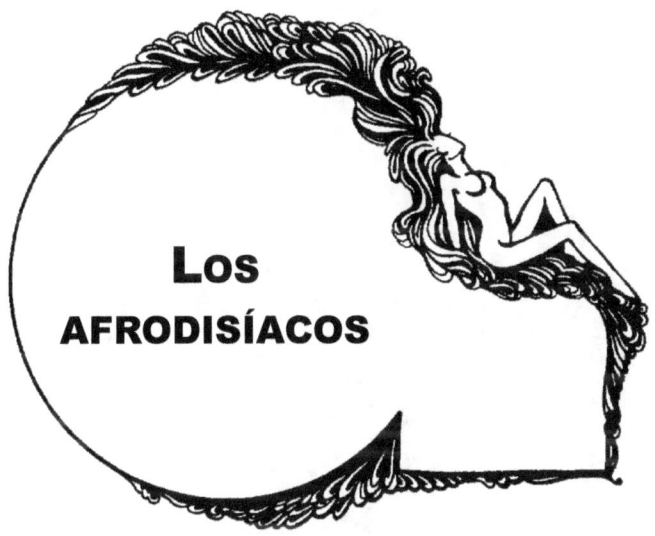

Los
AFRODISÍACOS

Recetas y plantas medicinales

Una vez analizadas las posibles causas médicas de las alteraciones de la libido, es el momento de comenzar a pensar en la utilización de los afrodisíacos, no solamente para devolver el calor a un témpano humano, sino para conseguir ese Séptimo Cielo que dicen que está detrás de una buena orgía sexual. Pero lo que debe quedar bien claro es que los afrodisíacos actúan especialmente, y casi diría exclusivamente, sobre las personas que desean amar y más que nada en las que desean el delirio sexual en sus relaciones. En aquellas a las cuales las relaciones sexuales hace años que pasaron al archivo de los recuerdos juveniles, poco efecto hacen, aunque nunca está de más el intentarlo... si la pareja merece la pena.

Lo que quizá choca un poco en unos tiempos en los cuales la igualdad de sexos es una norma, es que sean los hombres los que demanden con más frecuencia sustancias afrodisíacas, algo que se puede comprobar acudiendo a un Sexshop. Por cada veinte hombres quizá hay una mujer en busca de algún estimulante y la mayoría de las veces acompañada por un varón. Pretender encontrar a una mujer sola revolviendo en las estanterías de un Sexshop es tan difícil como pensar que nuestras compañeras de trabajo nos van a acosar sexualmente; por soñar que no quede.

Sin embargo, en esto de los afrodisíacos, la mujer, si los prueba, es la primera sorprendida ya que su respuesta es muy superior a la del hombre. La causa por la cual las mujeres normalmente no demandan afrodisíacos es porque piensan que no los necesitan y en parte tienen razón. No los necesitan para poder realizar el coito (el pene lo tiene el hombre) y basta una sutil abertura de piernas para que todo comience en ese momento. Pero quizá toda su contribución al éxtasis supremo acabe ahí y su idea de las relaciones sexuales comience un declive inexorable hasta que un día reconozca que pasa del sexo.

Un afrodisíaco bien aplicado, junto con un ambiente acogedor, una cama (o el coche, la alfombra, la bañera, el sofá, la mesa...) y un compañero adecuado, lograrán hacer el milagro de transportarla al Paraíso aunque no sea creyente. Por eso este libro va dirigido a los dos.

Esta es una relación de los afrodisíacos más reconocidos en el mundo entero, la mayoría de los cuales se encuentran a nuestra disposición.

Abrótano macho
Artemisia abrotanum

Conocida también como Hierba lombriguera, esta planta que alcanza los 80 cm de altura, tiene un agradable aspecto y flores delicadas con un perfume que recuerda al limón.

Se emplea para las afecciones de boca como la estomatitis, para expulsar las lombrices intestinales y mejorar las menstruaciones dolorosas, así como para corregir estados de nerviosismo femeninos. No obstante, su uso más extendido es externo para combatir la caída del cabello, siendo un eficaz remedio en este sentido.

En infusión tiene efecto estimulante, ligeramente afrodisíaco en el varón (de ahí su nombre), aunque debe emplearse durante poco tiempo ya que puede ser tóxica por vía oral.

Antiguamente formaba parte de los encantamientos y filtros de amor, pero se hacía quemando las hojas secas con incienso y poniéndolas en el hogar de la persona amada.

Agnus cactus
Vitex Agnus castus

El sauzgatillo está difundido por Europa y Asia Menor. Se emplea el fruto maduro y su principio activo es el cineol. Actúa en los órganos sexuales femeninos pues posee una acción similar a la progesterona, favoreciendo por tanto el embarazo y la menopausia, así como corrige las amenorreas y trastornos del periodo. Es afrodisíaco en la mujer, mejorando también la depresión y el insomnio. Si quiere convencer a su pareja para que la tome, nada mejor que asegurarla que junto a su ardor sexual su piel también mejorará y se verá libre de arrugas en pocos días.

Ajenjo mayor
Artemisia absinthium

Lo podemos encontrar en terrenos áridos y pobres de diversas regiones, preparándose con esta planta una larga lista de licores y aperitivos. Uno de ellos, la Absenta, una bebida de color verde, es un poderoso estimulante del apetito, tónico y estomacal, reconociéndose sus propiedades afrodisíacas en tratamientos cortos. Empleada con moderación contribuye a mejorar la sexualidad, además de poderse emplear para combatir estados febriles y para expulsar las lombrices.

Si no encontramos el licor ya preparado (no olvidemos que muchos vermúes lo contienen, así como cierta graduación alcohólica), podemos prepararlo en casa dejando macerar la hierba en vino blanco durante 15 días por lo menos.

En la antigüedad se empleaba en sortilegios para quitar el valor de los guerreros y para que no entraran por las noches los duendes, trolls y demás enanos malignos.

Aguacate

Se trata de un árbol frutal originario de México, el cual llega a alcanzar los 10 metros de altura y que produce un fruto similar a una pera verde o violácea, con un sabor que recuerda a la mantequilla.

Las hojas se emplean como medicinales en casos de dolores menstruales, en el asma y la bronquitis. Las semillas tienen propiedades para mejorar la potencia viril, aunque para aumentar su efecto hay que dejarlas en leche para que se ablanden. Así que, ya sabe, un vaso de leche enriquecido en semillas de aguacate en su mesilla de noche y seguro que se portará como todo un caballero.

Con el fruto se trata la disentería y con la piel se hacen cremas de belleza.

Esta fruta originaria de América era conocida a los aztecas como "ahacuat", lo que significa ni más ni menos "árbol de los testículos". Tal vez por esta razón los indios lo creían un afrodisíaco.

Receta 1

Se parte por la mitad, se le extraen las semillas y la pulpa, la cual se puede extender sobre pequeños trozos de pan para hacer canapés, sazonándolo con sal y zumo de limón. También se puede emplear la cáscara vacía para rellenarla con langostinos y tomates triturados, con atún, yema de huevo, sal y zumo de limón y algo de la pulpa, o también en platos dulces como relleno en tartas y bollos. Hay que meterlo en el frigorífico para servirlo frío.

Receta 2
Ingredientes:
2 aguacates,
4 cucharadas de salsa rosa,
100 gr. de salmón ahumado,
100 gr. de gambas peladas y cocidas,
ostras frescas,
zumo de un limón,
un cogollo de lechuga,
un tomate.

Preparación

Se cortan los aguacates por la mitad, se saca el hueso, se vacía la pulpa y se corta en cuadritos, reservándolo en un bol.

Se corta el salmón en juliana y se pone en el bol, lo mismo que unas hojas de lechuga. Se aliña con dos cucharadas de salsa rosa y pimienta negra.

Se coloca dentro de las cáscaras de aguacate y encima se colocan las gambas, con el resto de la lechuga cortada en juliana fina.

Se preparan los platos de la siguiente manera: se hace una cama con la lechuga y se colocan los dos medios aguacates encima de ella. Se cogen las ostras, se abren por la mitad y se ponen al lado de los aguacates formando una cruz con estos. Se sazonan con pimienta y limón. Con el tomate se cortan cuatro rodajas y se colocan por las orillas del plato. Una vez hecho esto, se aclaran las dos cucharadas de salsa rosa con unas gotas de agua y se ponen encima de las gambas.

Ajedrea
Satureja hortensis

Esta planta herbácea, de flores rosadas y perfumadas, tiene una variedad enana que es ampliamente utilizada para fabricar licores y como especia culinaria.

Se emplean las hojas sin el tallo como aromatizante culinario, aunque también tiene interesantes propiedades como digestiva, antiespasmódica, antiséptica y afrodisíaca en ambos sexos. Es eficaz para eliminar parásitos intestinales y para mejorar la digestión de los alimentos. Corrige la tendencia al vómito, corta suavemente las diarreas tanto por su efecto astringente como por su acción antiséptica, y quita los dolores gástricos. Es expectorante en bronquitis, alivia las crisis asmáticas y se le ha encontrado acciones como estimulante de las glándulas suprarrenales y de la memoria.

Externamente conserva sus propiedades contra los parásitos de la piel y el pelo. Mejora las enfermedades de la boca y sirve para lavar heridas y úlceras, mejorando la cicatrización e impidiendo que se infecten. Es eficaz para calmar los dolores dentales y curar las amigdalitis. Puede emplearse para lavar heridas y curar externamente las otitis.

No tiene toxicidad, pero ha de emplearse con precaución la esencia y solamente en los adultos.

Ajo

Aunque la tradición le reconoce buenos efectos para ahuyentar vampiros y admiradores indeseables a causa del fuerte olor, también ejerce buenos efectos en cualquier plato a causa de su enérgica acción sobre todo el sistema circulatorio. Mejora la hipertensión, las afecciones pulmonares, tiene efecto antibiótico y antiparasitario y hay quien lo recomienda por sus efectos rubefacientes para frotar los genitales masculinos. Nada que objetar a ello si a la compañera le gustan las zanahorias con salsa de ajo. Por lo demás, su utilización habitual como condimento nos cura del reumatismo y nos mejora nuestra vitalidad y sistema defensivo.

Recetas básicas
Hay muchas recetas populares para el ajo entre ellas el alioli, el cual se hace mezclando yema de huevo, ajos, sal, pimienta y aceite, aderezando con ello patatas cocidas.

La popular sopa de ajo se elabora friendo ligeramente ajos y pimentón en un poco de aceite e incorporándolo a una olla que contiene agua hirviendo. Se añade el pan cortado en rodajas, se deja hervir 10 minutos y se puede añadir entonces un huevo batido.

La tortilla de ajos también es un plato tradicional que consiste en poner a freír ajos cortados previamente, y cuando ya estén dorados se incorporan los huevos batidos.

Receta 1
Ingredientes:
-6 patatas,
-200 gr de carne picada de ternera,
-4 dientes de ajo,
-Salsa de tomate,
-2 huevos,
-pan rallado,
-salsa Rosa,
-sal y pimienta al gusto.

Preparación

Hervir las patatas y cuando estén bien cocidas, pasarlas por un colador chino hasta conseguir un puré de una consistencia muy espesa; reservar en la nevera hasta que esté frío.

A continuación, sofreír la carne en una sartén y, cuando esté en su punto, añadirle los ajos picados para sofreírlos también. Una vez dorados, salpimentar al gusto, e incorporar la salsa de tomate mezclando bien todo hasta conseguir una pasta muy homogénea. Guardarlo en el frigorífico.

Para hacer los bocaditos, poner un poco de puré en la palma de la mano, extenderlo bien, echar una cucharadita de la carne con la salsa y formar una bolita con ello. Batir el huevo en un plato y poner el pan rallado en otro plato. Pasar las bolitas por el pan rallado, luego por el huevo batido y de nuevo por el pan rallado. Freír los bocaditos hasta que estén dorados, sirviéndolos dibujando alrededor de los bocaditos un corazón con un chorrito de salsa rosa.

Receta 2

Ingredientes:
4 dientes de ajo picados,
1 cucharadita de jugo de limón,
1 taza de ron negro,
4 colas de langosta,
100 gr. de manteca,
3/4 de taza de vinagre,
sal y pimienta,
1 cucharada de perejil picado.

Preparación

Pelar y trocear las langostas. Fundir la manteca, añadir el perejil, el zumo de limón, el ajo, la sal y la pimienta, añadir el ron, calentar y luego añadir los trozos de langosta.

Albahaca
Ocimun basilicum

Se la conoce como Hierba del vaquero. Podemos recoger sus hojas y flores en verano, en las primeras horas de la mañana, cortándola a unos 15 cm del suelo. Se disponen en haces no muy grandes y se secan a la sombra, separando después las hojas de los tallos.

Es carminativa, galactogoga y diurética. Se utiliza en la falta de apetito, gases intestinales, digestiones lentas y espasmos gástricos. Alivia las jaquecas y la tos. Externamente la infusión es útil para lavar heridas y eccemas. Mezclada con aceite alivia los dolores reumáticos y como colirio para la hemeralopia.

Se le reconocen propiedades para ahuyentar mosquitos, por lo que se recomienda tener macetas cerca de las ventanas. Tiene efectos contra la tristeza y el miedo. Parece ser que las hojas secas trituradas ejercen como un irresistible filtro de amor, aunque para lograr los mejores efectos hay que utilizarla como unos polvos (no en lugar de los polvos) de maquillaje en cara y pecho. También ayuda a mejorar el mal aliento, lo que en distancias cortas es imprescindible. La diosa haitiana del amor, una tal Erzulie, dicen que fue capaz de enamorar a más de mil hombres gracias a estos mágicos polvos, aunque deberían haber especificado las consecuencias.

Baja la fiebre, es antiséptica y estimula el sistema inmunitario. Frena los resfriados, la tos, el asma, los dolores de cabeza y ayuda a eliminar los parásitos intestinales.

No tiene toxicidad, pero la esencia a dosis elevadas posee propiedades narcóticas. No emplear más de dos gotas por dosis. Se recomienda no emplearla en los hepáticos ni en niños menores de 2 años o personas ancianas.

Receta 1
Ingredientes:
1 berenjena troceada en rectángulos finos de 4x1 cm
1/2 pimiento rojo, cortado en tiras de 4 cm
1 diente de ajo, picado
3-4 chorritos de salsa de soja
25 hojas de albahaca fresca.

Calentar un poco de aceite en una sartén honda china. Añadir el ajo y rehogar durante 30 segundos; luego añadir la berenjena, 2 chorritos de salsa de soja, y un poco de agua y saltear durante 2 minutos. Añadir el pimiento, el resto de la salsa de soja y un poco de agua; cocinar durante un minuto. Incorporar las hojas de albahaca, añadiendo agua si hace falta, y cocinar un minuto más.

En Tailandia, este plato se hace con 5 ó 6 guindillas frescas y grandes puestas con el ajo, pero solamente la recomendamos para amantes especialmente fríos.

Alcohol

Hay que distinguir su efecto en el hombre y la mujer. Mientras que en la mujer una dosis moderada e incluso alta de champán o licor dulce la puede convertir en una amante apasionada y apta para cualquier orgía, en el hombre hay que actuar con prudencia: una pequeña cantidad quita inhibiciones y nos permite atrevernos a comer de cualquier fruta prohibida, mientras que dosis más altas nos dejarán nuestros atributos al mínimo, cerca del más completo ridículo. Mi consejo es que si quieren beber alcohol, por aquello de acercar distancias, lo hagan al menos dos horas antes del ataque final.

Alcachofa

Planta extraordinaria para recomponernos el hígado y corregir el exceso de colesterol. Si su problema sexual es por tener alguna enfermedad relacionada con ello no dude en realizar una cura completa, al menos un mes antes de iniciar el primer intento.

Receta 1
Hay que elegir aquellas alcachofas que tengan las hojas apretadas, sin manchas negras y consumirlas enseguida, ya que en caso contrario es recomendable sumergir sus tallos en agua hasta que las vayamos a consumir.

Preparación
Se cortan los tallos y las extremidades de las hojas y se separan, sumergiéndolas en agua si queremos cocerlas. El tiempo de cocción es de 45 minutos.

Las alcachofas rellenas son un plato muy popular que consiste en cocerlas, y una vez frías vaciar la parte central de las hojas tiernas. Aparte se hace el relleno con un refrito de ajo, cebolla, perejil y el picadillo de sus hojas, y se le añaden unas yemas de huevo. Con esta mezcla se rellenan y se tapan con clara a punto de nieve. Se meten en el horno para gratinarlas, rociándolas con aceite para que se doren.

Algas Kelp

Este producto del mar es una mezcla de varias algas y son el resultado de una larga investigación del naturópata suizo Kelp, un señor que vivió muchos años y de quien se decía tenía una mujer ardiente y fértil. El secreto parece estar en estas algas, las cuales son sumamente ricas en minerales, oligoelementos, vitaminas y otros componentes que son necesarios para el sistema reproductor femenino. Aunque su efecto en este sentido no es inmediato, a la larga pueden contribuir a que las mujeres nos busquen desesperadamente.

Almendras
Amygdalus communis

La fruta está recubierta por una envoltura muy fuerte, en cuyo interior está la semilla comestible, muy rica en proteínas, aceite con ácido linoleico y oleico, albúmina, azúcar, mucílago y enzimas. Contiene fósforo, potasio, magnesio, calcio, hierro, azufre, cloro, aluminio, manganeso, cobre y zinc. También vitaminas A, E, B-1, B-2, PP.

La almendra dulce se emplea por su valor nutritivo para elaborar leche de almendras, turrón y dulces. Su aceite como laxante y tópicamente como cicatrizante, emoliente y antiinflamatorio. Molidas en agua sirven para prevenir y bajar la fiebre, para reducir las inflamaciones y en el tratamiento de la bronquitis crónica. Ayuda a mejorar la respiración, por lo que debería emplearse como alimento para las enfermedades del aparato respiratorio. También es el alimento básico para los hepáticos, aunque mejor como leche de almendras.

Su aceite es utilizado como laxante y de forma tópica como cicatrizante, emoliente y antiinflamatorio.

La amarga solamente se emplea como aromatizante, debiendo tener en cuenta su alto grado de toxicidad, especialmente en niños. El ácido cianhídrico se libera en la saliva por la acción de la emulsina llegando a producir la muerte en pocas horas, y en adultos asfixia y vómitos.

Es un símbolo de la fertilidad y se cree que el aroma induce la pasión femenina. El mazapán es una buena opción para comer almendras, siendo recomendable entre beso y beso. El aceite de almendras se emplea habitualmente para lubricar la vagina y el pene, con el fin de suavizar los intensos roces que seguramente se generarán.

Receta 1
Ingredientes:
1/4 de litro de aceite
150 gramos de almendras escaldadas
1 cucharada de salsa de soja
2 cucharaditas de fécula de maíz
500 gramos de filetes de pollo cortados en tiras
3 cucharadas de caldo de pollo
1 cebolla mediana picada
1 rama de apio en láminas finas
50 gramos de judías troceadas
60 gramos de brotes de bambú escurridos
2 cucharadas de jerez
1 trozo de jengibre rallado
¼ cucharadita de sal
¼ cucharadita de pimienta blanca molida
2 cucharadas de agua

1 cucharadita de aceite de sésamo
2 cucharaditas más de fécula de maíz.

Preparación

El pollo con almendras se prepara calentando el aceite en una sartén pequeña y friendo las almendras en un minuto, removiéndolas en el aceite hasta dorarlas suavemente. Se sacan y escurren sobre papel de cocina, reservando el aceite. Mezclar la salsa de soja con la fécula de maíz y remover hasta obtener una pasta fina; entremezclar bien el pollo y dejarlo reposar unos minutos. Calentamos 2 cucharadas del aceite usado para las almendras y salteamos el pollo durante 2 minutos a fuego medio. Lo retiramos hasta que lo calentemos de nuevo para saltear la cebolla y el apio durante unos minutos, echando entonces los brotes de bambú, las judías y el jengibre. Esperamos un minuto antes de verter el jerez, el caldo de pollo, el agua y el aceite de sésamo, tapándolo mientras lo sofreímos durante 1 minuto, mezclando entonces con una cucharada de agua y dos cucharaditas de fécula de maíz, hasta obtener una pasta fina entremezcla con la salsa, dejándola hervir, poniendo el pollo y las almendras, añadiendo sal y pimienta.

Anís
Pimpinella anisum

La semilla de anís verde, usada en muchas cocinas, es un afrodisíaco, existiendo referencias en la cocina griega y romana. Se dice que si chupas las semillas obtendrás este efecto.

Procedente de Asia, esta planta rebasa los 50 cm de altura y presenta unas minúsculas flores blancas. Se la conoce también como Anís verde.

Es carminativo, digestivo y balsámico, se emplea para

mejorar la digestión y eliminar los gases intestinales. Fluidifica la mucosidad bronquial, es diurético y mejora el asma. Estimula la producción de leche en mujeres lactantes y se le considera un afrodisíaco de especial intensidad en las mujeres menopáusicas, tanto mezclado con alcohol, como la simple infusión. Aumenta la producción de estrógenos, contribuyendo a embellecer la piel. Le recomendamos, pues, brindar siempre con anís cuando haya mujeres en las fiestas, pero no las deje escapar porque las pasiones se desatan de manera imprevista.

Receta 1
1 huevo
4 cucharadas de azúcar
4 cucharadas de aceite de oliva frito con 1 corteza de pan
4 cucharadas de anís
1 cucharadita de levadura
harina
aceite para freír.

Preparación
Se bate el huevo con el azúcar hasta que esté cremoso y le añadimos el aceite y el anís, mezclando después en 3 ó 4 cucharadas de harina, incorporando la levadura, el huevo, y si se necesita más se va añadiendo hasta que quede la masa consistente, pero más bien blanda. Cuando se ha conseguido la masa hacemos una bolita, realizamos un sugestivo agujerito y las freímos.

Receta 2
Harina de trigo 1.000 g
Anís en grano 50 g
Licor de anís 300 g
Manteca de cerdo 100 g
Huevos 200 g

Leche 50 g
Sal 20 g
Levadura 10

Preparación
Estas rosquillas de vino se preparan amasando los ingredientes durante 10 minutos. La masa debe quedar sin elasticidad. Cortar porciones de 10-15 g, formar barritas de 5 cm de largo y cerrar por las puntas. Colocar sobre latas ligeramente untadas en aceite o sobre papel siliconado. Dejar fermentar a temperatura ambiente durante 30-60 minutos, horneando después a 200-220° C. El tiempo de cocción será el necesario para que las rosquillas queden doradas.

El almíbar necesita 1 kilo de azúcar y medio litro de anís, llevando a ebullición los dos ingredientes.

Se bañan las rosquillas horneadas con el almíbar en caliente, pasando directamente a rebozar en azúcar lustre. Este rebozado es algo dificultoso, por lo que se aconseja que las rosquillas se dejen en el azúcar al menos cinco minutos.

Apio
apio

Perteneciente a las Umbelíferas, esta planta ha sido considerada desde la antigüedad como una planta sagrada. Es rico en minerales como el potasio, magnesio, hierro, azufre, fósforo, manganeso, cobre, aluminio y zinc, además de en vitaminas A, C, E y grupo B.

Contiene mucha agua y celulosa, proteínas (1,5 gr), carbohidratos (5 mg.) y grasas (0,2 mg.).

El bulbo contiene, además del aceite etéreo, almidón, azúcares, colina, tirosina, glutamina, asparragina y vitaminas B-1 y B-2.

Es aperitivo, facilita la digestión, corrige los gases intestinales y ayuda a la formación del esmalte dentario. Es muy eficaz como diurético y para eliminar el exceso de ácido úrico. Depurativo, regenerador sanguíneo, antirreumático y ligeramente laxante, ayuda a la neutralización de toxinas y venenos, ejerciendo al mismo tiempo un efecto estimulante sobre las glándulas suprarrenal y genitales, por lo que se le considera un eficaz afrodisíaco, especialmente en varones.

También mejora las enfermedades hepáticas, combate las infecciones, favorece el crecimiento de los niños y controla las fiebres intermitentes. Otros efectos no menos importantes son tonificar el sistema nervioso agotado, actuar como antiestrés, ayudar a la eliminación de cálculos renales, mejorar la memoria y en uso externo comportarse como un cicatrizante.

No pierde sus propiedades curativas cuando se le cuece.

Receta 1

Se pueden comer crudos en ensalada, en zumo exprimiéndolos o cocidos para sopas o guarnición. En cualquier caso es conveniente quitarles algo de fibra de sus tallos. El hervido dura aproximadamente media hora.

Además de mezclarlos en ensalada, tanto los tallos como las hojas, se pueden poner a cocer y una vez tiernos se les echa en una cazuela con mantequilla derretida, se les espolvorea con harina y se añade un poco de agua caliente, sal, pimienta y nuez moscada, dejándolo cocer durante quince minutos. Dos yemas de huevo y algo de nata montada, completarán un plato saludable de apio.

El zumo de apio constituye una manera extraordinaria para aprovechar sus cualidades medicinales y para ello basta someterlo a la trituración de una licuadora. En este caso emplearemos más tallo que hojas, ya que el sabor de estas es muy fuerte, mezclándolos con zanahoria, limón y algo de manzana.

Receta 2
Ingredientes:
120 gr. de carne de cangrejo,
20 gambas frescas,
100 gr. de corazón de apio blanco,
30 gr. de piñones tostados,
20 gr. de almendras tostadas,
4 endibias,
1 cucharada de mayonesa,
2 cucharadas de crema,
1 cucharada de salsa de soja,
1 cucharada de salsa de rábano,
unas gotas de salsa tabasco,
1 cucharada de mostaza,
1 cucharada de jengibre molido,
4 cucharadas de aceite de oliva virgen,
el jugo de un limón,
Sal.

Preparación
En un cuenco de porcelana poner la carne de cangrejo y las gambas peladas cortadas en finas láminas, agregando el apio y los palmitos.

En otro cuenco poner la salsa de soja, el tabasco, la mayonesa, la crema, la mostaza, la pasta de rábanos, el aceite, el jengibre y el limón.

Mezclar escrupulosamente y guardar en nevera durante 30 minutos. Esparcir por encima los piñones tostados y rellenar con esta mezcla las hojas de endibia.

Bueno para acompañar cualquier pescado fino hervido.

Artemisa

Esta planta que tiene nombre de diosa despide un aroma parecido al ajenjo y se ha empleado antiguamente para tratar la epilepsia y las convulsiones febriles de la infancia. También es eficaz en las menstruaciones dolorosas, en las amenorreas y para disminuir los dolores del postparto. Tiene buenas propiedades en la impotencia masculina, siempre y cuando la pareja merezca la pena.

Es aperitiva, astringente, emenagoga y antibacteriana. Se emplea en la falta de apetito, en las malas digestiones y sobre todo en la amenorrea o los retrasos del período.

En uso externo se emplea en las afecciones reumáticas en forma de cataplasmas.

Se puede emplear como eficaz insecticida y para preparar licores caseros. Puede dar mal sabor a la leche en las lactantes.

Su grado de toxicidad es bajo, aunque está contraindicada en el embarazo, especialmente la esencia, ya que posee un marcado efecto como congestionante uterino.

Avena

Se trata de un cereal que solamente se conoce en forma cultivada en regiones húmedas y que es muy apreciada como pienso para el ganado caballar. Su composición es rica en gluten, hierro, proteínas, vitaminas y sustancias estrogénicas, siendo muy recomendable, por tanto, para la mujer.

Entre sus efectos reconocidos es el de ser un fortalecedor nervioso, rejuvenecedor, refrescante, diurético, así como estimulante uterino. Por ello es una planta especialmente útil en la mujer menopáusica, ya que devuelve a sus órganos genitales el frescor y la humedad que había perdido, al mismo tiempo que la restituyen la función ovárica deprimida.

No obstante, le recomendamos planifique sus amoríos

con tiempo, pues los efectos son algo lentos.

Se emplea también para el colon irritable, como adelgazante y ligero laxante. Mejora las funciones cardiacas, es estimulante nervioso y antiespasmódico.

Receta 1

La preparación más sencilla es haciendo una sopa con agua, un poco de sal y algunas especias sencillas y de sabor suave. Bastan cinco minutos de cocción para que esté lista, aunque hay que tener cuidado en encontrar el punto exacto y no pasarse, ya que es mejor tomarla ligeramente dura que blanda. Dado que aumenta bastante de volumen, bastará una cucharada sopera o dos por persona.

Con la harina se pueden elaborar salsas y deliciosas tortas dulces.

Bambú

Bambú, es el nombre común de un conjunto de plantas vivaces, leñosas, de porte arbustivo o arbóreo, cuya principal característica es la flexibilidad y su gran capacidad de adaptación. Utilizado desde tiempos remotos para la caza, pesca, utensilios domésticos, o musicales, ahora se ha implantado en muchos hogares occidentales como adorno.

Perteneciente a la familia de las gramíneas, en la que también están incluidos los cereales, como el trigo, la avena o el maíz, en Europa no existe ninguna especie autóctona, ya que los que permanecen en estado silvestre han sido introducidos por el hombre en el siglo XVIII. Aunque los bambúes se asocian generalmente con las culturas orientales, también existen muchas especies en África, América y Australia.

No es de extrañar que forme parte habitual de los platos chinos, ya que este pueblo sabe mucho sobre sexo, al menos si lo juzgamos por la cantidad de embarazos que se producen allí, muy superior a cualquier otro país. La parte más activa como afrodisíaco son las junturas de las cañas, las cuales son ricas en sílice, potasio, hierro y calcio, además de una sustancia aún no estudiada pero que tiene propiedades anticonvulsivas, uterotónicas y calmante de las fiebres puerperales.

Receta 1
Ingredientes:
4 lubinas de unos 300 gramos cada pieza
Sal semigruesa
4 palillos de bambú para hacer pinchos morunos.

Para la guarnición:
4 patatas regulares
1 manojo de cebollinos
Aceite de oliva virgen extra, a ser posible de aceitunas de primera recogida

Preparación
La técnica shio-yaki, que algunos autores traducen erróneamente por parrillada a la sal, es junto a las preparaciones en crudo (sushi y sashimi), una de las formas más tradicionales de preparar el pescado. Este plato consiste en deshidratar la piel con sal, y luego asar el pescado a la parrilla, o plancha, con lo que al comerlo la piel queda crujiente y algo salada, mientras que la carne queda jugosa y algo dulce.

Es importante manipular los peces con mucho cuidado para no romperles la piel, pero ello no nos impedirá vaciar las tripas por las agallas y descamarle con cuidado, algo que habrá que realizar minuciosamente para poder comer luego la piel sin encontrar desagradables restos.

Una vez bien limpias, se salan sólo por la piel, por el exterior, sobresalando la cola y las aletas, envolviendo todo en papel de aluminio para que no se chamusquen en la parrilla. Una vez así preparado, se ensarta el pescado en un pincho de bambú que introducimos por la agalla, atravesando el cuerpo, y de ahí a la parte carnosa de la cola, con lo que el pescado adquiere la forma de S.

Se deja reposar una media hora y antes de comerlo se doran a la parrilla, o a la plancha, durante cinco minutos por cada lado, evitando que se enfríe al llegar a la mesa. Se retira el papel de aluminio de las aletas y cola, sacudiendo entonces el exceso de sal.

Berros de agua

Conocida también como Mastuerzo acuático, esta planta se encuentra en toda España de forma espontánea en aguas poco profundas, estancadas o corrientes, pero para poder comerlos deben ser potables.

Se emplea como afrodisíaca en algunos países africanos, quizá por su sabor picante, así como para el tratamiento del escorbuto por su riqueza en vitamina C. Es diurética, refrescante, digestiva, baja la fiebre y mejora las enfermedades hepáticas. Puede tener efectos abortivos, por lo que no deben consumirla las embarazadas.

Receta 1

La forma más tradicional de consumirlo es en ensalada, con aceite y vinagre. También se emplea como hierba para el requesón o junto con la mantequilla.

Hay que comerlo en pequeñas cantidades, pues puede provocar irritaciones en el intestino y la vejiga.

Boquerones

Boquerón es el nombre dado a unos peces pequeños y delgados relacionados con los arenques, denominándose anchoa cuando se mete en salmuera con parte de su sangre. Suelen medir unos 20 cm de longitud, siendo de color verdoso o azulado, habitando cerca de las costas, aunque en mar abierto. Muy semejante a la sardina, aunque más estilizado y recubierto de finas escamas, es muy apreciado en crudo con vinagre y perejil, o frito. Muy nutritivo y de fácil digestión, se le atribuyen propiedades como antidepresivo y afrodisíaco. Este último efecto será más intenso si su pareja se los introduce amorosamente en su boca y, a continuación, se chupa los dedos. La insinuación es tan intensa que hasta el más tonto sabrá llegar a una conclusión acertada.

Receta 1

La preparación casera de las anchoas en aceite es bastante lenta, pero los resultados suelen ser tan óptimos como las comerciales. Para ello se introducen en contenedores con agua y sal durante 1-3 días hasta que se desangran completamente. Una vez limpios se recubren única y exclusivamente de salmuera, en las proporciones del 10 al 22% de sal en relación al agua, envasándose en frascos de cristal. Posteriormente se descabezan, se quitan las tripas y se separan por tamaños, colocándolas en depósitos generalmente de plástico. Se van colocando por capas: alternando una capa de sal y otra de anchoas hasta llenar completamente el envase, de manera que la sal forme la última capa. Así permanecen un mínimo de 3 meses, mientras van perdiendo agua y grasa, incorporando sal y adquiriendo las características de color, olor y sabor propias de la anchoa. Pasado este tiempo se sacan de los envases, se lavan bien, se les quita la piel y la espina dorsal, dejando los filetes completamente limpios.

Finalmente se introducen en latas o en envases de cristal que se rellenan con aceite,

Receta 2
Ingredientes:
1 kilo de boquerones
6 huevos

2 dientes de ajo
1 vaso aceite oliva
1 ramita de perejil

Preparación

Salar y limpiar bien los boquerones, quitándoles todas las espinas, las cabezas y las colas. Poner al fuego una sartén con la mitad del aceite, los boquerones, los ajos y el perejil finamente picados y dejarlos hacerse a fuego lento hasta que los boquerones tomen un poquito de color. Batir los huevos en un plato, añadir los boquerones, mezclarlo todo muy bien y echar sal al gusto.

Poner una sartén al fuego con aceite, echar la mezcla y dejar que la tortilla cuaje bien por ambos lados.

Receta 3
Ingredientes:
1 kilo de boquerones,
1 vaso y 1/2 de vinagre de vino,
1 vaso de aceite de oliva virgen,
1 manojo de perejil,
1 diente de ajo,
sal gorda.

Preparación

Para los boquerones en vinagre se limpian bien quitándoles la cabeza, las tripas y la espina central, cuidando que los lomos no se rompan.

Colocarlos en una fuente, formando capas, y cubrirlos con una salmuera hecha con dos cucharadas de sal gorda y 1/2 litro de agua. Dejarlos reposar 2 ó 3 horas. Una vez transcurrido este tiempo, lavarlos al chorro de agua y ponerlos en una fuente plana, formando capas y con la piel hacia arriba; cubrirlos con el vinagre y dejarlos macerar un mínimo de 3 horas.

Sacar del vinagre, escurrir bien y colocarlos en una fuente con el aceite y espolvorearlos con el ajo y el perejil finalmente picados.

Cacao, Chocolate

Dicen que los españoles somos muy ardientes especialmente por el consumo tan alto que hacemos del chocolate, aunque las malas lenguas explican que el secreto está en el hambre crónica que padecemos de sexo. Aunque un tazón grande de chocolate ha sido una costumbre normal en todos los hogares a la hora de la merienda, no parece que haya motivado mucho a las mujeres al desenfreno. Pero por si acaso tienen razón los mejicanos en cuanto a su efecto positivo en la sexualidad, no estaría de más que lo tomásemos por la tarde, unas horas antes de empezar a caldear el ambiente. Por su contenido en Teobromina tiene efectos estimulantes del sistema nervioso, ayuda a combatir la fatiga y su efecto revitalizante puede extenderse (y extender) a otras partes orgánicas. Su consumo cotidiano provoca hábito y síndrome si se deja de tomar.

Este alimento de los dioses para los aztecas indudablemente tiene fama de afrodisíaco en el mundo entero, siendo muy popular el chocolate con churros mañanero, preludio de pasiones nuevas. Es rico en antioxidantes.

Receta 1
Ingredientes:
75 g de harina,
100 g de azúcar,
100 g de mantequilla,
100 g de chocolate,
4 tazas de leche.
Preparación
Fundimos el chocolate con la leche a fuego lento.

Mezclamos la mantequilla derretida, el azúcar y la harina en un recipiente. Es conveniente añadir la harina poco a poco, removiendo sin cesar, para que se mezcle bien.

Ponemos otra vez el chocolate al fuego y añadimos la masa. Lo dejamos enfriar y lo metemos en la nevera al menos una hora.

Café

Nadie le puede quitar mérito a estas alturas al café, al menos para evitar que nos durmamos antes de tiempo. Así que ya saben, si su pareja es de esas que se quedan dormidas mientras Vd. está poniendo todo su entusiasmo, pruebe con una buena taza de café antes de, no durante.

El alcaloide que contiene, la cafeína, es un excitante del sistema nervioso, de los músculos (de todos) y del corazón.

Este arbusto sabemos que se encontraba inicialmente en África y que de allí se exportó su cultivo al Yemen, India, Ceilán (Sri Lanka) y posteriormente a Colombia y algunas colonias francesas y portuguesas. En el siglo XVII llegó a Francia y allí se empezó a consumir masivamente en la población, a pesar de los esfuerzos que hicieron los médicos de entonces por prohibirlo. Aunque le denominaron como "veneno amargo", se abrieron cafeterías en toda Francia, Inglaterra, Italia y España, en donde su consumo era un ritual para las personas. Pronto surgieron los puristas que defendían tomarlo tal cual, amargo, y quienes veían la necesidad de añadirle azúcar para conseguir beberlo. Posteriormente se introdujo la leche como otro elemento, aunque la mayoría del público lo consideraba una adulteración. Con el paso del tiempo las cafeterías fueron lugar de reunión de intelectuales, artistas y políticos, y pronto su consumo llegó a los hogares.

Hoy en día las plantaciones de mayor renombre se encuentran en Colombia y Brasil, en donde se hacen injertos y mezclas para conseguir productos híbridos inéditos que mejoren especialmente el aroma. Entre el público el café en grano sigue siendo el más apreciado, especialmente el Moka. La variedad liofilizada instantánea conocida como descafeinado aún contiene algo de cafeína, así como ciertas sustancias que algunos investigadores consideran cancerígenas.

Composición:

Los granos frescos, sin tostar, contienen algo de proteínas, azúcar, celulosa, taninos y un 2% de cafeína, aunque al tostarlo apenas llega al 1,25%. Por ello una taza de café cargado puede contener 100 mg de cafeína. Un buen café aporta algo de potasio y vitamina PP.

Propiedades:

Su efecto medicinal está casi centrado en la cafeína, la cual sabemos es un gran estimulante del sistema nervioso. Mejora las contracciones cardiacas, favorece la capacidad de concentración, es ligeramente estimulante del apetito, prolonga la resistencia al ejercicio, es diurético, favorece la expulsión de la urea y ligeramente laxante.

Se le atribuyen propiedades para mejorar el asma, combatir el sueño y aliviar las jaquecas.

Precauciones:

No debe darse a niños menores de doce años, los cuales deberán tomar sus sustitutos a base de malta y achicoria. Tampoco deben consumirlo los que padezcan úlceras gástricas, taquicardias, insomnio, agresividad, angustia o estreñimiento. La sobredosis puede llegar con tres tazas al día y dar lugar ya a temblores, vómitos y dolores de cabeza, aunque lo más habitual es la ingestión continuada durante años que se puede manifestar con vértigos, convulsiones, alucinaciones, falta de coordinación muscular, trastornos cardiacos, fatiga y taquicardia paroxística.

Calabaza
Cucurbita

Se emplean las semillas grisáceas encerradas en pieles blancas, ricas en leucina, vitaminas, minerales, cucurbitina, pepósido, ácido cucúrbico, tirosina y taninos.

Posee interesantes efectos medicinales como antihelmíntica, emoliente y diurética, empleándose con gran éxito en la prostatitis, adenoma prostático y para eliminar los parásitos intestinales. También para mejorar la agudeza visual y algo menos como diurético suave. Se le han encontrado buenos efectos en carcinomas de uretra y próstata.

La calabaza completa es un buen refresco en épocas veraniegas, con suave efecto laxante y diurético, aportando pocas calorías. Con las flores se prepara una infusión tónica no excitante.

Con la calabaza entera poco podemos lograr para estimular el deseo, como no sea ponerla una luz dentro como hacen en la noche de Halloween y así, entre susto y susto, quizá consigamos algún abrazo espontáneo. Las semillas, no obstante, son un estupendo remedio para mejorar la sexualidad del varón, especialmente cuando el decaimiento está producido por una próstata caduca. Su gran riqueza en vitaminas, minerales y ciertos compuestos con acción hormonal, la hacen el remedio de elección en las impotencias del varón de más de 50 años. Para que se produzca un aumento en la producción hormonal hay que consumir las semillas verdes, ya que las tostadas han perdido la mayor parte de su parte grasa, la más activa.

También la puede emplear para mejorar la visión nocturna (así no perderá detalle) y para eliminar parásitos intestinales.

Receta 1
Ingredientes:
1 calabaza de aproximadamente 1/2 Kg
1 litro de caldo de verduras
200 cl. de crema de leche
mozzarella a elección.

Preparación
Para hacer crema de calabaza hay que pelar y limpiar la calabaza quitándole todas las semillas; cortar en pequeños trozos y cocinar 30 minutos en el caldo de verduras. Licuar todo y verter el contenido en la misma cacerola en que se cocinó la calabaza; agregar la crema y cocinar 15 minutos más, y si es necesario agregar una cucharadita de almidón de maíz para espesar. Servir bien caliente sobre cazuelitas de barro en las que previamente se coloco un pequeño trozo de mozzarella, aunque también se puede emplear cualquier tipo de queso cremoso, lo mismo que espolvorear con queso rallado y gratinar en el horno.

Receta 2
Ingredientes:
2 cucharadas de aceite o mantequilla
3 cucharadas de cebolla muy picada
1 diente de ajo, pelado y picado
600 gr de flor de calabaza (limpia y cortada en pedazos)
Sal

Esta flor de calabaza requiere limpiar las flores, desprender los sépalos fibrosos y el duro exterior del tallo, abrir las flores dejando el pistilo intacto, y enjuagarlas rápidamente con agua fría para despojarlas de tierra. Se calienta el aceite en una sartén grande, añadimos la cebolla y el ajo, rehogándolo aproximadamente un minuto, hasta que adquiera un color café claro, pero sin dorarse. Añadimos las flores y la sal, tapamos la sartén y cocemos a fuego medio 10 minutos. Cuando las flores estén ligeramente suaves agregamos el resto y reducimos el jugo de las flores a fuego alto durante 5 minutos.

Canela
Laurus cinnamomum

Este exquisito y delicado aromatizante es considerado sin lugar a dudas el más indicado de los afrodisíacos cuando queremos unir sexo con romance. Bajo su efecto los varones se hacen delicados y las mujeres apasionadas, mientras que un embrujo sutil envuelve los sentidos de ambos.

La canela procede de un árbol siempre verde originario de Sri Lanka, aunque también se puede encontrar en América del Sur, India y Madagascar. El condimento se extrae de la corteza de las ramas jóvenes del canelo, un árbol que en la antigüedad fue considerado por los chinos como oro vegetal, mientras que los egipcios la empleaban para embalsamar las momias y Moisés elaboraba con ella el óleo santo.

Para uso culinario y medicinal se emplea la corteza de los árboles más jóvenes, rica en un perfume y sabor que le hace ser un condimento imprescindible en pastelería.

Posee propiedades para mejorar la digestión, curar la gripe, la anemia y la debilidad. No obstante, es famoso su efecto como estimulante sexual en la mujer, especialmente mezclado con arroz con leche. Por ello si a Vd. le gustan los dulces y su pareja es un poco amarga, no dude en invitarla a un sabroso postre a base de arroz con leche y canela, en la seguridad de que la convertirá en otro plato incluso más sabroso. Que le aproveche.

Receta 1
Ingredientes:
Una taza de arroz,
una taza de agua,
cinco tazas de leche,
dos tazas de azúcar,
canela en rama,
un pedazo de limón.

Preparación

Poner en un cazo una taza de arroz, una de agua, un trozo de limón y una pizca de sal, dejándolo cocer lentamente hasta que se evapore el agua.

Añadir cinco tazas de leche y la canela en rama, remover y dejar que el arroz se cueza bastante. Añadir 2 tazas de azúcar y otra de leche y remover con cuchara de palo otros 10 minutos.

Echar en una fuente y espolvorear con canela.

Cantárida

Es considerado el afrodisíaco más potente, aunque también el más peligroso. El problema está en que la dosis tóxica está muy cerca de la eficaz y así no hay manera de calibrarla. Se extrae secando y posteriormente pulverizando las alas de un escarabajo que vive aquí, entre nosotros, las cuales tienen una sustancia llamada cantaridina con fuertes efectos irritantes de los órganos genitales. Ello produce una vasodilatación y unos ardores intensos en los genitales, efecto que se manifiesta también en los animales.

No obstante y como su dosificación exacta e inocua es imposible de establecer, le recomendamos que no la emplee por muy decaído que esté.

Celidonia
Chelidonium majus

Conocida también como Cirigueña o Hierba verruguera, pertenece a las Papaveráceas y se la encuentra en lugares no cultivados, húmedos, entre malezas y ruinas. Esta papaverácea que contiene alcaloides similares al opio, fue recomendada como afrodisíaco durante la soberanía romana, aunque en la actualidad solamente se la emplea para tratar enfermedades hepáticas y broncopulmonares. Externamente, el látex fresco es muy eficaz para el tratamiento de verrugas y papilomas.

Es también espasmolítica, bronquial, antitusígena, sedante y colagoga. Internamente se emplea poco a causa de su posible toxicidad, aunque en los pueblos se utiliza para tratar afecciones broncopulmonares, gripe y para mejorar la función biliar. Investigaciones recientes encuentran una acción positiva en los carcinomas. Puede emplearse también en la ictericia, colelitiasis, neuralgias paroxísticas y reumatismo muscular, así como en la tuberculosis, en este caso a dosis bajas.

También se utiliza para provocar la menstruación metiendo los pies en una infusión muy caliente y concentrada. ¡Ojo! Esta acción puede ser abortiva.

Centella asiática
Hydrocotile asiatica

Solamente se emplea como restaurador cutáneo en casos de heridas, llagas y quemaduras, así como en colirio para úlceras corneales. Su uso ha aumentado cuando se han comprobado sus buenos efectos para combatir las arrugas cutáneas, aunque hay quien habla de que tomada por vía interna es afrodisíaca, estimulante cerebral, diurética y antienvejecimiento.

Externamente se utiliza contra la psoriasis, y el prurito vulvar y anal.

Cerezo
Prunus avium

Introducido en Europa por un general romano, el cerezo es un árbol de hasta 20 metros de altura, con hojas alternas dentadas, flores blancas y frutos agrupados. Se emplean los rabos, pedúnculos, y los frutos.

Los frutos contienen un 85% de agua, sacarosa, levulosa, vitamina C, hierro y carotenos.

Los pedúnculos o rabos: flavonoides, taninos, potasio, ácido salicílico, fenoles, potasio, magnesio, zinc, cobre, calcio y fósforo

Los pedúnculos son diuréticos y sedantes de las vías urinarias, empleándose en las insuficiencias renales, nefritis, cistitis y para aumentar la diuresis en casos de celulitis, así como en edemas de las pantorrillas, reumatismo, gota y artritis. Externamente pueden emplearse para lavados de piel irritada, acné y cuperosis.

 Se le reconocen importantes acciones adelgazantes por su efecto diurético y la gran cantidad de celulosa, aunque el fruto es menos eficaz que los pedúnculos (rabos.) Estos últimos se emplean con gran éxito en el tratamiento de la celulitis, como adelgazantes y para combatir la artritis, la arteriosclerosis y el reumatismo.

Los frutos se suelen cocer o dejar macerar en vino, con lo que se logra un agradable licor medicinal que se utiliza en casos de debilidad y falta de apetito sexual, especialmente si le añadimos miel. Las hojas del cerezo poseen propiedades carminativas y antianémicas, además de los mismos efectos, aunque atenuados, con respecto a los rabos.

De este árbol se emplea casi todo, ya que mientras el fruto constituye un manjar muy apreciado, con sus rabos se prepara una infusión diurética de gran efecto en celulitis y de sus huesos se extraen las vitaminas B-15 y B-17, dos nutrientes con propiedades rejuvenecedoras. La vitamina B-15 aumenta la utilización de oxígeno por el organismo, potencia la función cardiaca, da optimismo y hay quien dice que sus efectos son especialmente notorios en la impotencia de los ancianos.

Receta 1
Un postre sencillo es hervirlas en agua con un trozo de vainilla y luego hacerlas puré, mezclándolas con la misma cantidad de nata y poniéndolas en el congelador en una copa de cristal.

También es muy popular el licor de cerezas que se prepara lavándolas bien con agua caliente y metiéndolas en la botella con azúcar. Después se añade el aguardiente y se tapa herméticamente durante dos meses.

Para conservarlas se pone el recipiente de cristal a hervir y los dejamos secar sobre un paño limpio. Se escaldan las cerezas, se meten en el recipiente con dos cucharadas de azúcar moreno, se añade agua y se esterilizan en olla a presión durante 20 minutos.

No hay que tocarlos mientras se enfrían y no se pueden abrir hasta el momento de su consumo.

Champán

Parece cierto que la creación del champán se la debemos al monje benedictino Dom Perignon, el cual tenía una bodega de vino en los años 1650. Observando el vino se dio cuenta que después de la primera fermentación venía la segunda, en la que se producía gas. Colocando las botellas en posición horizontal y dándoles una vuelta cada día, todos los posos generados se pegaban al tapón de madera y cáñamo empapados en aceite. Cuando alguien le dijo -otro monje-, que el corcho era mucho mejor, consiguió que sus botellas de vino espumoso no estallaran con la fermentación.

Pero la propagación del champán se la debemos a las mujeres, las primeras grandes consumidoras de esta delicada bebida. Fue precisamente la marquesa de Pompadour, favorita de Luis XV, quien hizo una gran propaganda de la bebida diciendo a todos que era un tónico que embellecía el cutis.

Otra gran promocionadora fue Nicole Barbe-Ponsardin, hija de un alcalde del imperio de Napoleón, quien se hizo famosa por sus fiestas a la luz de las velas. Una vez que estas se apagaban, los invitados debían beber champán en la oscuridad, intercambiándose las copas entre ellos, así como las parejas. Esta apasionada mujer, para dar ejemplo se casó dentro de una bodega y cuando enviudó, con solamente 27 años, se hizo cargo de las bodegas de Reims, popularizando el volteado de las botellas y vivió hasta los **88** años vendiendo su bebida a todo el mundo. Hasta el fin de sus días insistió en que una mujer nunca estaba tan bella y seductora como después de beber champán.

Pues este "rey de los vinos" o "vino de los reyes", sigue siendo considerado hoy en día como una bebida de lujo, con la que se brinda en todos los acontecimientos sociales que se precien. En los romances, las bodas, los negocios y la muerte del enemigo, se sigue brindando con champán.

El problema es que el champán no es como el vino y requiere ciertas precauciones para conservarlo. Una vez que sale de la bodega (envejece a los tres años), es necesario consumirlo enseguida. Lo mejor es beberlo de noche, en buena compañía, en copa alta de cristal o directamente de la botella como se hace en las competiciones deportivas.

Diferentes tipos

Lo podemos encontrar "seco" con un contenido en azúcar entre 17 y 35 gramos; "Semi-seco" con 33 a 50 gramos de azúcar; "Rose" con sabor a frutas; "Brut" con apenas 15 gramos de azúcar y "Blanc de blancs" que se hace con una mezcla de uvas blancas y negras. La máxima categoría la tiene el champán de Millesimés, el cual es vino de una sola cosecha anual y se guarda en condiciones muy particulares.

¿Aplicaciones terapéuticas?

No hay que quitarle su mérito como afrodisíaco para la mujer, a la cual proporciona también una gran simpatía y locuacidad sin adormecerla. Si se tiene cuidado en no pasarse en la dosis -apenas dos copas espaciadas- para curar frigideces recalcitrantes puede ser una buena solución, mucho más si lo acompañamos con un arroz con leche repleto de canela.

Por lo demás, valen las mismas consideraciones y precauciones que para el vino.

Coca

Esta pequeña y popular planta, cultivada preferentemente en Bolivia y Perú, posee unos reconocidos efectos medicinales de sumo interés.

Su riqueza en cocaína, un alcaloide que es ilegal en todo el mundo, tiene efectos fortalecedores, mitiga el hambre y la sed, actúa como anestésico y mezclado con ceniza de banana es un fuerte afrodisíaco.

El problema con esta planta y otras similares es ya muy conocido, al producir mayores males de los que puede curar, y es por eso que su uso debe estar rigurosamente controlado por las autoridades.

Los consumidores la aspiran a través de las fosas nasales para que su efecto sea inmediato y menos perjudicial que pincharse o fumarla.

Cola

No es extraño que ambas palabras unidas, Coca y Cola, den lugar a interrogantes, ya que ambas sustancias formaban inicialmente parte de la popular bebida. Esta bebida era una mezcla de un extracto a base de nuez de cola, rica también en cafeína, y zumo de coca, lo cual proporcionaba una bebida de buen sabor, fuertemente energizante y que era bebida en abundancia por los mineros de entonces. Por desgracia los efectos perjudiciales también aparecían pronto y por ello se eliminó de su composición el zumo de coca y se conservó el extracto de cola, menos eficaz como energético pero más inocuo.

Tiene efectos estimulantes y cardiotónicos. La bebida sirve para cortar el vómito en casos de acetona.

Consuelda
Symphytum officinale

Planta herbácea de la familia de las Borragináceas, con raíz angulosa y ramificaciones superiores, que se encuentra en zonas húmedas, prados y bosques sombreados.

Externamente se emplea como cicatrizante, emoliente y antiinflamatoria. Este "arreglahuesos", tan utilizado en épocas de guerra, posee unas raíces con extraordinarias propiedades regeneradoras gracias a su contenido en alantoína. En algunos países asiáticos se considera que tiene propiedades afrodisíacas, aunque sus alcaloides aconsejan su uso moderado por vía interna, siendo totalmente inocua para el tratamiento externo en enfermedades de la piel y traumatismos.

Sus hojas se pueden comer en ensalada y aunque tienen un menor efecto, no son peligrosas como el extracto o la decocción de las raíces.

En uso externo tiene cualidades insuperables, empleándose en forma de pomada, loción, extracto o emplastos para curar heridas, contusiones, quemaduras y, lo más importante, traumatismos en los que existan huesos rotos. Acelera la curación de las heridas e impide su infección. Por ese motivo se emplea como regenerador cutáneo en casos de arrugas o estrías. En las heridas abiertas impide la formación de queloides, manchas o deformaciones. Es conocida desde hace cientos de años por su facultad como "arreglahuesos", empleándose incluso en la Segunda Guerra Mundial para curar las heridas de los soldados.

Su grado de toxicidad es alto por vía oral, especialmente para el hígado. Internamente se podría utilizar para diarreas, úlceras gástricas y catarros, aunque la dosis debe ser muy pequeña y espaciada por su acción hepatotóxica. Es mejor sustituirla para estos usos por otras más inocuas. Sus alcaloides paralizan el sistema nervioso central.

Crisálida

Obtenida del capullo del gusano de seda, esta sustancia se ha revelado como un restaurador y regenerador cutáneo de primer orden, aunque su alto precio limita mucho su difusión mundial. Contiene numerosos principios nutritivos y se le han encontrado buenos efectos en los dolores abdominales, las hemorragias uterinas, la menopausia, la vejez prematura y la frigidez femenina. Por ello, si es usted varón y su mujer no responde a sus caricias, pruebe a regalarla una crema o loción de crisálida con la excusa de que le dará luminosidad al cutis. Como sus principios activos se absorben bien a través de los poros, a quien se le iluminará la piel será a usted cuando vea tanta pasión a su alcance.

Damiana
Turnera diffusa

Se trata de un arbusto que se encuentra silvestre o cultivado alrededor del golfo de Méjico y que alcanza los 2 metros de altura. Tiene hojas pequeñas, con el envés cubierto de pelusilla y pequeñas flores amarillas.

Este estimulante del sistema nervioso y hormonal, es un reputado afrodisíaco tanto en hombres como en mujeres. Es tónico nervioso, cerebral, aumenta la tensión arterial y mejora la memoria, siendo ligeramente expectorante y laxante a dosis altas. Tiene sinergia con el ginseng en la frigidez e impotencia, y con el romero en el agotamiento, pudiendo sustituir al té común.

Se le considera la planta afrodisíaca por excelencia y la más utilizada en el mundo entero con estos fines.

No hay receta eficaz que se precie que no contenga una mezcla de Damiana, Ajedrea y Ginseng a partes iguales.

La Damiana era empleada en el sur de los Estados Unidos por los indios navajos, muy potentes ellos, los cuales se querían asegurar con su consumo una descendencia fornida. Los efectos, aunque no inmediatos, son bastante seguros y se produce también un aumento de la energía, de la potencia, de la memoria y hasta de la tensión arterial.

Todo ello conduce a una buena plenitud sexual en los varones, sin que tengamos conocimiento de su efecto en las mujeres.

Dátiles

Fruto de la palmera datilera, tiene inicialmente color blanco que se pasa a medida en que madura a amarillo. Suele alcanzar los 20 metros y sus hojas superiores pueden medir los 3 metros. Los racimos de dátiles pueden llegar a tener hasta 12 kilos de frutos. Se cultiva esencialmente en el norte de África, Islas Canarias y Egipto, existiendo hasta quince variedades de dátiles comercializados.

Esencialmente energéticos (300 cal/100 gr), contiene un 70% de azúcares de rápida asimilación, vitaminas A y B, sales minerales y fibra. Hay 1,8 gr de proteínas, 72 gr de carbohidratos y grandes cantidades de calcio, fósforo y magnesio.

Constituye el alimento básico de las tribus nómadas del desierto, los cuales pueden sobrevivir muchas semanas alimentándose sólo de esta exquisita fruta. Se le atribuyen importantes efectos afrodisíacos y son ligeramente laxantes. No obstante, su gran poder calórico le hace contraindicado en personas con fiebre y diabéticos.

Es un excelente tónico muscular y nervioso, previene del envejecimiento, favorece el crecimiento infantil, ayuda a curar las anemias, el raquitismo y la tuberculosis. Tiene un ligero efecto diurético, mejora la función hepática, ayuda a combatir la tos (hay que cocerlo), estimula el apetito y combate los sudores excesivos.

Receta 1

Aunque pueden comerse tal y como se presentan en el mercado, en casa podemos prepararlos de esta manera: se ponen a remojo durante una noche en agua muy caliente. Se cuecen en esa agua después de quitarles el hueso y cuando veamos que comienzan a ablandarse los trituramos en un pasapurés y los mezclamos con leche hirviendo. Se añade zumo de naranja, azúcar y yema de huevo, mezclando todo en la batidora junto con dos claras a punto de nieve. La crema resultante la echamos en moldes individuales de barro y lo ponemos a cocer durante 30 minutos al baño María. Se deja enfriar y se cubre con nata y una guinda.

Para las personas que gustan de los licores se mezclan dátiles sin hueso con vainilla y se meten en un tarro con coñac. Se tapan bien, se conservan en lugar fresco y sin luz, agitándolo de vez en cuando, y al cabo de mes y medio tenemos ya un licor de dátiles listo para el consumo.

Eleuterococo

Eleuterococus senticosus

Planta de origen ruso, siberiano para más señas, la cual rivaliza en cuanto a eficacia con el Ginseng coreano. Tiene como ventaja su menor precio, más que nada porque no son necesarios los seis años de madurez para que las raíces contengan todos los principios activos. En la actualidad se cultiva en grandes plantaciones norteamericanas con un clima más propicio que el ruso.

Medicinalmente es estimulante y adaptógeno, sustituyendo al Ginseng en las disfunciones sexuales, como estimulante hormonal y nervioso, así como para mejorar la prostatitis y el sistema defensivo. Tiene un ligero efecto antiinflamatorio, mejora la permeabilidad capilar y se le han encontrado acciones positivas en la diabetes y la hipotensión. Es afrodisíaco moderado en mujeres, pero mucho más eficaz cuando la frigidez va acompañada de depresión. Unos cuantos besos y dos cápsulas de Eleuterococo, serán suficientes para que su pareja recupere la fogosidad perdida.

No tiene toxicidad, aunque se recomienda no emplear cuando hay fiebre, en la hipertensión, taquicardias o riesgo de infarto.

Estramonio

Es una planta tóxica, por lo que no se recomienda consumirla en infusión. Su contenido en solanina la hace muy activa empleada en enfermedades asmáticas, aunque hoy apenas se emplea por sus efectos alucinógenos.

Se cree que fue utilizada ampliamente por los indios norteamericanos para estimular la frigidez crónica de sus mujeres (muy valientes ellas, pero poco cariñosas), a las que iniciaban ya desde niñas en su consumo con la excusa de que atraía a los buenos espíritus. Lo de buenos es posible, pero lo que no tenemos muy claro es que fueran espíritus quienes llegaban a sus camas por la noche.

De todas maneras y si tiene la posibilidad de encontrar esta planta silvestre al lado de alguna ciénaga, puede quemar unas cuantas hojas secas y así el humo de ese tabaco improvisado le hará parecer un amante irresistible, al menos mientras duren los vapores.

Fresas y frambuesas

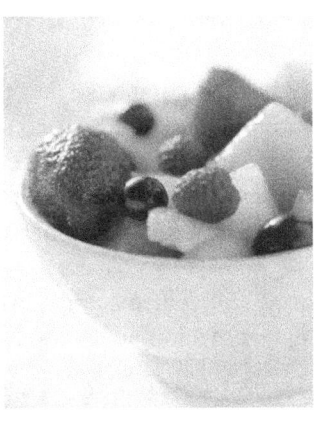

Procedentes de Francia en la época de Carlos V, en España abundan cultivadas en Cataluña y Aranjuez. Las plantas pueden cortarse, pero hay que evitar tocar el cuello de la raíz, ya que así saldrán nuevos frutos.

Contiene calcio, fósforo, hierro, potasio, ácidos orgánicos, taninos y vitaminas C, B, E y K. También fructosa, ácido salicílico y un agente antibacteriano. Azúcar, pectina y aromas.

Se emplea como estimulante de la orina, en reumatismos y en casos de alcoholismo crónico o agudo. Alcaliniza la sangre, por lo que está indicada en casos de gota, mejora las anemias, la hipertensión, el estreñimiento y las hemorroides. Tiene efectos positivos contra las fiebres tifoideas y masticándolas lentamente disuelve el sarro dental. También ayuda a disolver los cálculos renales y biliares.

Alcaliniza también la orina, mejora las enfermedades hepáticas y es muy adecuada para convalecientes y enfermos por su fácil digestión y porque refuerza las defensas.

Se le atribuyen propiedades para alargar la vida, ya que parece ser un poderoso regenerador cutáneo y depurativo sanguíneo. Mezcladas con nata y sirope de chocolate son un estupendo afrodisíaco, mucho más si ese día ha estrenado lencería apropiada.

Receta 1

Hay que lavarlas con agua repetidas veces, mejor utilizando el escurridor de verduras. No obstante, aunque la salubridad queda así asegurada, pierden parte de su sabor. Lo más normal es tomarlas con nata azucarada, con vino tinto y azúcar moreno, así como para dar un sabor exquisito a postres de todo tipo e incluso para elaborar mermeladas caseras y licores medicinales.

Las fresas con vino son sencillas de preparar y se hacen poniendo vino, vainilla y azúcar a hervir hasta que se consuma bastante. Después se limpian y se meten en el congelador. Cuando vayamos a servirlas es cuando se mezcla todo.

Las fresas con nata son también un postre muy popular y para hacerlas, una vez limpias, se ponen en una copa de cristal, se espolvorean con azúcar y se dejan macerar una hora. Se prepara mientras tanto la nata y se adornan las copas.

Receta 2
Ingredientes:
1 kg de fresas,
2 limones,
azúcar,
hojas de menta.

Preparación
Enjuagamos muy bien las fresas, pero sin dejarlas sumergidas en el agua.

Las partimos en trozos pequeños y le añadimos el azúcar al gusto. Las dejamos macerar fuera de la nevera un rato.

Hacemos un zumo con los dos limones y se lo añadimos a las fresas, ya maceradas, y lo metemos en la nevera. Servir decorando con hojas de menta lavadas.

Gambas

No estamos muy convencidos de ello, pero hay quien asegura que favorecen las erecciones, por lo que no hay ningún inconveniente en tomar un aperitivo con una buena ración de gambas. De todas maneras, el hecho de que sean plato obligado en todas las bodas por algo será. Lo que van hacer los novios al terminar ya lo sabemos, pero del resto de los invitados no respondemos si es cierto su efecto afrodisíaco.

Receta 1
Ingredientes:
300 gr de gambas grandes o langostinos,
50 gr de mantequilla fresca salada,
50 gr de pistachos pelados y picados,
1/2 cucharada de zumo de limón,
10 gr de mantequilla,
sal y pimienta blanca.

Preparación
Ablandar la mantequilla salada. Trabajarla en la batidora junto con los pistachos, el zumo de limón y un poco de pimienta, hasta lograr una crema uniforme. Colocarla en un recipiente bonito y guardarla en la nevera.

Cortar los crustáceos a lo largo, empezando por la cola. Se quitan con cuidado las tripas (un hilo marrón).

Forrar una sartén o parrilla con papel de aluminio y untar éste con la mantequilla blanda. Los crustáceos se ponen en la parrilla 5 minutos por cada lado y acto seguido se salan. Servir en sendos platos, adornando con la mantequilla de pistacho.

Receta 2
Ingredientes:
Lonchas de jamón de York,
pan tostado,
ensaladilla rusa,
gambas cocidas y peladas,
huevo duro picado.

Preparación
Tomar una cucharada de ensaladilla rusa y colocarla sobre una loncha de jamón. Enrollarlo y colocarlo sobre una rebanada de pan tostado.

Partir una gamba por la mitad en sentido longitudinal y adornar con ambas mitades el rollito. Espolvorear con huevo picado y adornar con la mayonesa.

Ginkgo biloba

Se trata del único ejemplar de la familia de las Ginkgoáceas. Se le reconocen ejemplares en el Terciario y se le considera un fósil viviente único. Original de China y Japón, en donde era un árbol sagrado que adornaba palacios y templos, ahora está extendido por toda Europa. Tiene un diámetro de 2 metros y alcanza los 30 metros de altura.

Su riqueza en antocianinas, flavonoides y ginkgólidos, le hacen ser un buen remedio en las varices y hemorroides. Mejora la circulación cerebral, la insuficiencia circulatoria y la fragilidad capilar.

Eficaz afrodisíaco por un aumento del volumen sanguíneo en los cuerpos cavernosos del pene, siendo más eficaz a edades avanzadas. Corrige, por tanto, la impotencia y ayuda a mantener la erección una vez lograda, siendo adecuado incluso para las mujeres, pues ocasiona aumento en el tamaño del clítoris.

Ginseng
Panax quinquefolium

No es que los coreanos tengan fama de ardientes, pero el hecho de que hayan dedicado tantos cientos de años al cultivo de tan extraordinaria planta afrodisíaca nos debe hacer pensar que: o tenían problemas sexuales, o es que eran incansables.

Hoy en día su cultivo está ya muy extendido y se encuentran plantaciones en toda Asia, Canadá, Estados Unidos, Alemania e Inglaterra, aunque no por ello el índice de natalidad ha aumentado sino, muy al contrario, disminuido. Lo que si han aumentado, y mucho, son los adulterios, el "menage a trois", los divorcios y el uso de preservativos. La propaganda dice que ha coincidido con la difusión de las infusiones de ginseng, pero si usted cree que invitando a su pareja a un lingotazo de esta planta la tendrá ya a sus pies, o en medio de ellos, se decepcionará porque sus efectos son eficaces pero toman su tiempo.

Se le atribuyen propiedades como estimulante nervioso, hormonal y muscular, así como hipoglucemiante ligero, antiespasmódico y afrodisíaco. Es la planta medicinal más utilizada en todo el mundo y de la que todavía no conocemos todas sus propiedades. Se emplea con éxito en los decaimientos, agotamiento nervioso, estrés, fatiga intelectual, mala memoria y riego sanguíneo cerebral disminuido. También para corregir los problemas nerviosos y hormonales de la menopausia, para aumentar las defensas inespecíficas, en la disminución prematura de la potencia sexual, como regulador de la presión sanguínea y en las diabetes no estabilizadas.

No se recomiendan dosis diarias superiores a los dos gramos, aunque se han logrado resultados óptimos en casos de insomnio empleando cinco gramos/día. En el mercado se encuentran preparados adulterados con azúcar y raíces de menos de seis años.

A pesar de que no tiene toxicidad, no hay que sobrepasar la dosis de dos gramos diarios.

Granado

Árbol que produce un fruto conocido como granadas, de gruesas bayas carnosas, de agradable sabor ligeramente ácido y ferroso, recubiertas de una piel rígida. Mientras que con la corteza del árbol se elaboran tintas, con los frutos se preparan tinturas de amplio uso terapéutico en casos de insuficiencia renal, parásitos intestinales y diarreas.

En muchos países americanos se emplea su jugo como tónico sexual. Pues entre asalto y asalto no estaría de más tenerlo al alcance de la mano para echar un traguito que nos recomponga.

Receta 1
Podemos preparar en casa un refresco conocido como granadina. Se mezclan el zumo y el azúcar y cuando comiencen a hervir se pasan por el colador a otro recipiente. Se hierve aparte agua y se mezcla con lo anterior, hasta completar un litro de zumo líquido. Se conserva en frigorífico hasta su consumo.

Guindilla

Este diminuto pimiento rojo posee un efecto similar al de la cantárida, en especial en cuanto a irritar el aparato genital, con lo cual los ardores nos llegan de inmediato y es necesario frotar enérgicamente con lo primero que tengamos a mano para calmarlos. Si lo que tenemos es eso que ustedes desearían, la solución es fácil.

De todas maneras y aparte de un ligero cosquilleo genital, no espere grandes resultados, salvo la inevitable acidez gástrica que tendrá si se pasa en la dosis.

Jengibre
Zingiber officinale

Se trata de una planta que crece abundante en el Caribe, África occidental y Extremo oriente, y de la cual se emplea la raíz.

Es eficaz, además de como condimento de fuerte sabor, para aliviar las náuseas y los mareos producidos por los viajes, también los vómitos matutinos de embarazada, y aquellos que son ocasionados por intolerancias medicamentosas.

Es antiespasmódico, mejora la digestión de las grasas, y se emplean en las enfermedades producidas por frío, pues genera calor interno. Se le atribuyen propiedades para estimular las defensas, como antiinflamatorio y para reducir el colesterol y la hipertensión. Previene la formación de coágulos en la patología arterial, y alivia los dolores de garganta chupar un trozo de raíz.

Su empleo como afrodisíaco está indicado en aquellos casos de frialdad recalcitrante, pues hace entrar en calor al amante más gélido. Existen incluso pomadas de jengibre que se utilizan para frotar los órganos genitales de los amantes, remedio que les aseguramos enciende la piel, pero que luego deberá ser apagado con saliva.

Externamente se emplea su aceite para sabañones, enfriamientos renales y enfermedades reumáticas.

Estimula la menstruación, por lo que no debe ser empleado durante el embarazo. Puede ocasionar, igualmente, acidez estomacal.

Receta 1
Ingredientes:
4 huevos
150 gr de caviar,
4 cucharadas de nata líquida,
1 cucharadita de jengibre rallado,
2 dientes de ajo,
½ manojo de cilantro fresco,
25 gr. de piñones,
½ cucharadita de pimienta blanca molida,
30 gr. de mantequilla,
Sal y unas gotas de salsa Tabasco.

Procedimiento
En un cuenco de porcelana batir los huevos y la nata, añadir la salsa Tabasco, el jengibre, la sal y la pimienta, incorporando después el caviar.

En una sartén de barro o cristal freír los ajos en la mantequilla, juntamente con el cilantro durante unos 2 minutos.

Añadir la masa anterior a la sartén y dejarlo cuajar a fuego lento. Darle la vuelta y tapar hasta que se forme una tortilla.

Se puede acompañar con una ensalada de escarola, cebollinos frescos y aceitunas negras, sazonados con aceite de oliva virgen y limón.

Henna

Se trata de un arbusto africano que posee unas hojas capaces de teñir el cabello, aunque también hay quien asegura que empleadas externamente son un buen afrodisíaco masculino que cura incluso la impotencia y la eyaculación precoz. Como en el mercado solamente es posible encontrar el polvo para teñir el pelo, lo que puede hacer es teñirse el pubis con ello y así aprovechar sus posibles efectos estimulantes. Ahora bien, si su compañera se harta de reír cuando vea su felpudo varonil de otro color es posible que todos sus ardores se le vengan abajo.

Hierba gatera

Hay quien la emplea como afrodisíaco para los gatos, pero a menos que se haya ligado a la Mujer Gato -esa que daba unos lametazos increíbles a Batman-, no creo que le sirva de mucho. Otras personas más realistas la emplean para calmar nerviosismos, resfriados, asma y bronquitis.

Hinojo

Aunque se suele confundir con el anís, sus efectos son similares y tanto monta como monta tanto, sin que con ello pretenda que interpreten mal este refrán.

Que una copita de anís es un excelente afrodisíaco en la mujer es algo que todo el mundo sabe, de la misma manera que lo es el champán y la menta. Como alternativa más saludable al lingotazo de alcohol puede emplear la planta como condimento en la cocina, lo que también le proporcionará buenos resultados, especialmente si el cocinero es Vd. y quiere impresionarla.

Si prefiere emplear el aceite esencial no se olvide que a dosis altas (10 gotas) tiene efectos alucinógenos por su contenido en estragol y puede que los resultados de su pareja sean imprevisibles. Le recomendamos que, por si acaso, cierre bien la puerta del dormitorio.

Kawa kawa

Planta milenaria aunque de reciente introducción en Occidente, no se conocen ciertamente todas sus acciones, salvo aquellas que vienen de su país de origen. El problema es diferenciar lo que es cierto, de aquello que es publicidad. Se cultiva en varios países tropicales y se emplea su rizoma para preparar una infusión con efectos energéticos y aumentar el flujo lácteo en las madres.

A dosis pequeñas es estimulante y ligeramente afrodisíaco, y a dosis altas, las cuales están sin cuantificar, es sedante, narcótico y depresor sexual.

Mandrágora

Perteneciente a la familia de las Solanáceas, tiene una raíz sumamente venenosa con acciones similares al beleño negro y la belladona, especialmente por su contenido en un alcaloide con efectos similares a la Atropina. Con unas formas similares al cuerpo humano, se empleaba frecuentemente entre las brujas para elaborar filtros mágicos y para llamar a Satán. Pues entre los efectos alucinógenos que contiene, su acción afrodisíaca, el desnudo obligado de los concurrentes y la presencia del demonio, ya se pueden imaginar las orgías tan increíbles que se hacían. Antes de que la iglesia católica mandase a la hoguera a brujas y participantes, la mandrágora era utilizada por las mujeres de Jacob para lograr que pudiera satisfacerlas a todas (una por cada noche, pues su efecto no daba para otros excesos), y si tenemos en cuenta la cantidad de hijos que tuvo no podemos dudar de su eficacia.

Con posterioridad a estos patriarcas bíblicos fue empleada por Aristóteles, Hipócrates y Apuleyo, fabricándose con ella tallas que adornaban las casas y ahuyentaban a los demonios, o les atraían, según las necesidades.

Hoy en día se emplea algo en farmacia para elaborar

algunos medicamentos homeopáticos, por lo que deberá acudir a un especialista si desea utilizarla.

Manzana

El primer afrodisíaco del cual tenemos noticias, ya que fue el que comió Adán y que tuvo como consecuencia inmediata el descubrimiento de la hoja de parra y las relaciones sexuales, pues sino ya me explicarán de dónde vinieron Caín y Abel.

Lo que nadie se explica porqué hablan de ella como la reina de las frutas y sus posibles efectos afrodisíacos, ya que en su composición no se le encuentran sustancias que la hagan merecedora de tal fama. De todas maneras y por si acaso, les recomiendo que en su frutero nunca falte tan redonda fruta y ante el menor síntoma de flaqueo se preparen una gran compota. Pero yo creo que para que haga efecto hay que imitar a nuestros primeros padres, esto es, la mujer desnuda, el hombre también, y una hermosa manzana para cada uno. Si aun así no se pone a cien es que su caso es grave. Pruebe a cambiar de fruta o de pareja.

Receta 1

Las manzanas al horno se preparan quitándoles la parte superior, aunque sin tirarlo, y se extrae con cuidado el

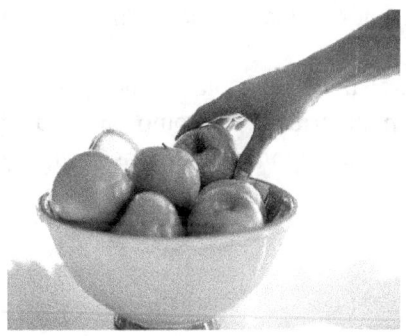

corazón central para hacer un hueco, el cual se rellena con azúcar y un poco de vino dulce. Se cubre con la tapadera quitada anteriormente y se ponen al horno.

Podemos hacer otro postre cortando la manzana en cuatro trozos y poniendo algo de zumo de limón. Aparte hacemos una masa con harina y dos claras de huevo todo bien batido, y se cubren los trozos de la manzana. Se fríen en una cazuela con abundante aceite no muy caliente y se deja escurrir. En una sartén pondremos aceite y algo de azúcar y cuando tengamos el caramelo preparado se echa encima de las manzanas. Si le echamos en ese momento agua helada, el caramelo cristalizará inmediatamente.

Marihuana

Prohibida por muchos y recomendada por otros, se trata de una planta que posee interesantes acciones medicinales. Aunque ahora ya hay quien la cultiva hasta en macetas (algo que está rigurosamente prohibido), las mayores plantaciones se encuentran en Marruecos y Asia.

Se le reconocen propiedades como antihemético, estimulante, psicodélico y afrodisíaco suave, aunque de efecto inmediato. Sirve para quitar inhibiciones, transportarnos a otros mundos y hasta para lograr que nos de un beso esa chica que tanto perseguimos y que nunca nos dirige la palabra. Por eso es muy normal que en las reuniones sociales se fume esta droga y se apaguen las luces al mismo tiempo. Las sorpresas vienen después cuando nos asombramos que una persona tan fea haya sido capaz de provocarnos sensaciones tan placenteras. Y es que en esto del amor la guapura no es sinónima de eficacia.

Antiguamente se preparaban con esta planta unos pastelillos que gozaban de gran popularidad, así como también se ponían unas hierbas secas en las saunas, y entre los aromas y la desnudez que imperaba se organizaban unos jolgorios increíbles.

Menta

Se cree que fue la primera planta medicinal empleada como afrodisíaco, especialmente para las mujeres. Hoy en día la tradición no ha cambiado y no hay fiesta de amor en la cual no se incluya un buen vaso de Pipermint. Tiene la gran ventaja, además, que se puede cultivar en macetas y que proporciona hojas casi todo el año. Lo importante es emplear la variedad Menta piperita, la cual la debemos comprar en esquejes ya comercializados, al no existir en forma silvestre.

Es un estimulante suave del sistema nervioso, del corazón, mejora las digestiones, el mal aliento (lo que indudablemente es una gran ayuda en las distancias cortas), la tendencia al vómito y hasta los resfriados.

La leyenda nos habla de una ninfa llamada Menthe, hija del dios de los ríos, la cual era la amante del poderoso Plutón, que además de dios estaba casado con una señora muy celosa. El resultado fue que a la pobre Menthe la convirtieron en planta para toda la eternidad.

Miel

Producto elaborado a partir del néctar extraído por las abejas de las flores, y que goza de una justa y merecida fama como reconstituyente para amoríos. Están de "luna de miel" era sinónimo de decir que estaban en plena pasión desbordada, la cual solamente podía ser mantenida mediante jarras de rica miel. Este preciado alimento era depositado por familiares y amigos a la puerta del dormitorio de los recién casados, los cuales solamente salían para coger su ración diaria.

Su gran riqueza en vitaminas y minerales, además de ser un alimento esencialmente compuesto por azúcares de absorción inmediata, le confieren unas propiedades energéticas

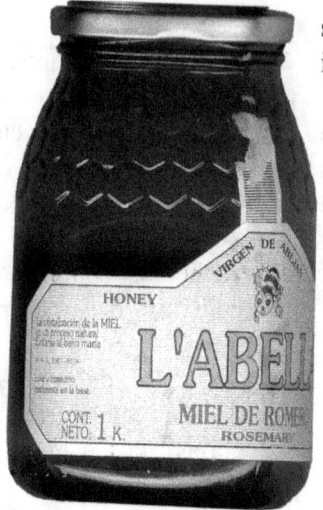

insuperables. Por ello, cuando su problema sea el mantenimiento de los ardores, circunstancia que se suele dar después del tercer asalto, no dude en tomar una gran cucharada de miel pura. Pero no compre nunca miel que esté ya licuada, porque ello indica que ha sido calentada y, por tanto, ha perdido algunas de sus propiedades.

Además, también la puede emplear para curar afecciones en la boca, para suavizar los problemas bronquiales, mejorar gripes y resfriados, corregir el estreñimiento leve y como un energético para el deporte.

Mijo

Es un cereal de bajo consumo en la alimentación humana y eso que cuenta con una larga serie de propiedades terapéuticas. De color amarillo y fácil de cocinar, sus pequeños granos son un alimento calórico que se utilizaba preferentemente en las regiones frías para permitir realizar los trabajos más rudos. En la antigüedad gozó de gran fama como afrodisíaco y de ahí el sobrenombre de Granos de Amor, aunque ahora su aplicación más extendida es para corregir la caída del cabello. Pues si su problema es la caída de algo, no solamente del cabello, no dude en tomarse una sabrosa sopa de mijo todas las noches.

También lo puede utilizar como diurético, astringente y para mejorar las afecciones febriles.

Receta 1:

Se cuece el mijo con leche y después se le añade mantequilla, miel, dátiles y dos yemas de huevo. Se le incorporan las claras a punto de nieve y se vierte todo en un molde untado con mantequilla para que no se pegue.

Se deja media hora en el horno suave.hay que cocerlo siempre a fuego suave, durante 20 minutos, en una proporción de 3 partes de agua por una de mijo, y comerlo enseguida ya que no admite la conservación.

Se recomienda emplear algo de bicarbonato sódico cuando hacemos galletas o pan con su harina, ya que así se evita un proceso llamado saponificación que altera enormemente el sabor del mijo.

Mirra

¿Se acuerdan de aquella Mirra que le ofrecieron a Jesús cuando nació? Pues aunque los Reyes Magos no tuvieron intenciones malsanas en aquel momento, lo cierto es que ofrecer Mirra a alguien era desearle larga fortuna espiritual y mucho amor, algo de lo que Jesús nunca tuvo problemas carenciales.

La Mirra es una planta que la leyenda une a Afrodita, la diosa del amor, con el rey de Chipre y su hija. Parece ser que esta señora tan ardiente forzó a que la pequeña sedujera a su padre para hacer el amor juntos, pero el buen hombre, horrorizado por el incesto, intentó matar a su hija. Afortunadamente la pobre chica logró huir al desierto y si no llega a ser por los dioses que la transformaron en un árbol, hubiera muerto de hambre y sed. Con el paso de los años el árbol comenzó a llorar su infortunio y estas lágrimas de remordimiento dieron origen a una resina con un perfume exquisito.

Esta resina contiene un aceite esencial con propiedades tónicas, estimulantes y antiespasmódicas, la cual aún se emplea en farmacia para preparar bálsamos para afecciones de boca. También posee propiedades emenagogas (provoca la menstruación), fortalece los pulmones y cura la mayoría de las afecciones de piel.

Quien sea un estudioso de la historia encontrará numerosas referencias a tan maravillosa resina y es que hasta el mismísimo Dios recomendó a Moisés que recogiera abundante mirra para su peregrinación en el desierto. Pero es que nada menos que en el año 2000 a. d. C. los egipcios ya la utilizaban para embalsamar y fumigar los aposentos mortuorios, dada las grandes propiedades antibacterianas y desodorantes que tenía. Tan fuerte y concentrado es su aroma que aun hoy, cuando se abre alguna nueva tumba o sarcófago, lo primero que se percibe es el olor a mirra e incienso.

Por ello, si quiere embriagar a su pareja perfume previamente la habitación con su aroma, después frótele suavemente el pecho con ella, y entre caricia y caricia aproveche para contarle la historia de Afrodita y Mirra.

Nueces

Traído a España en el año 71 a.C., el Nogal es un árbol que se cultiva ya abundante en toda la Península.

Contiene zinc, cobre, vitaminas B, A y E, potasio, magnesio, azufre, fósforo, manganeso, sodio, hierro y calcio, además de un 15% de proteínas, y un 41% de ácidos grasos poliinsaturados, entre ellos el ácido linoleico (omega-6) y el alfa-linoleico (omega-3)

Hay que comerlas bien masticadas y no continuamente, ya que pueden irritar las encías. Proporcionan una gran energía de reserva por su materia grasa, y la fina tela que se encuentra dentro tiene interesantes acciones para proteger el corazón y mejorar su función. También se le atribuyen propiedades favorables en la memoria y el riego sanguíneo cerebral.

Mejora las secreciones linfáticas, elimina parásitos intestinales, baja el colesterol y ayuda a curar las erupciones cutáneas. Se emplean en trastornos gástricos e intestinales, para calmar el sistema nervioso y los espasmos. Mejora la coagulación sanguínea y los sabañones.

Sus hojas en infusión mejoran la diabetes.

Las nueces son ligeramente afrodisíacas, combaten la fatiga, el ardor de estómago, los cólicos y mejoran la circulación y el corazón. Todo ello nos lleva a recomendarlas especialmente para las personas mayores que poseen una mente ardiente, pero un cuerpo poco obediente. Si sus necesidades sexuales se posponen siempre para mañana e incluso se le ha olvidado cuándo fue el último día que hizo el amor, le recomendamos dos cosas: coma nueces y búsquese una pareja, pues en solitario las cosas no son tan alentadoras.

Por su gran parecido con el cerebro humano se las ha considerado desde siempre como un tónico y estimulante cerebral, aunque recientemente se le han descubierto interesantes propiedades para las afecciones cardíacas, especialmente el filamento interno que normalmente se desecha.

Receta 1
Se mezcla mantequilla y azúcar, junto con las nueces trituradas y alguna yema de huevo. Se mezcla todo en la batidora y se añade cáscara de limón rayada. Se prepara un recipiente con mantequilla y antes de poner la pasta dentro se incorporan las claras de huevo a punto de nieve por encima, sin aplastarlas. Se cuece en el horno durante una hora. Luego se puede decorar con nueces o nata.

Receta 2
Ingredientes:
2 endibias,
1 huevo cocido,
60 gr. de jamón serrano o cocido,
10 nueces,

1/2 vaso de aceite,
1/2 cucharada de vinagre,
sal y pimienta.

Preparación

Se limpian y lavan las endibias, y se les quita las primeras hojas. Se cortan en juliana y se ponen en una ensaladera junto con el jamón cortado y las nueces picadas.

Se pica el huevo duro y se le añade el aceite, el vinagre, la sal y la pimienta. Se mezcla y se vierte sobre la ensaladera, mezclando todos los ingredientes.

Nuez moscada

Los chinos lo usan como un afrodisíaco para la mujer, pues su aroma dulce y suave es seductor, aunque no se olvide acicalarse un poco, pues el condimento no basta.

Receta 3
Ingredientes:

2 huevos,
½ taza de leche,
1 ½ cucharaditas de nuez moscada,
1/8 cucharadita de tomillo,
Una pizca de pimienta,
1 ½ taza de migas de pan blanco,
1 kilo de carne de res molida,
½ kilo de carne de cerdo molida,
¼ taza de perejil picadito,
½ taza de cebolla, cortada muy fina.

Ingredientes de la cubierta:

8 papas medianas,
1 cucharadita de sal,
½ taza de leche,
1/4 taza de mantequilla,

1/8 cucharadita de pimienta blanca,

Una pizca de pimienta roja,

2 yemas de huevos,

un poco de perejil.

Preparación

Esta carne con nuez moscada y pimienta requiere preparar el horno de antemano a una temperatura de 180°C.

En un bol grande, bata los 2 huevos, la ½ taza de leche, la 1 ½ cucharadita de sal, la nuez moscada, el tomillo y la pimienta. Añada las migas de pan y revuelva. Deje reposar la mezcla alrededor de unos 5 minutos.

Agregue a la mezcla anterior las carnes molidas, el perejil y la cebolla bien picaditos. Una estos ingredientes usando un tenedor hasta que todo esté bien ligado. Engrase un molde de 23 cms. (9") de largo por 13 cms. (5") de ancho por 6 cms. (2 1/2") de profundidad. Comprima la carne en el molde. Hornéela durante 60 minutos.

Orquídea

Dicen que no hay mujer que pueda resistir el embrujo de una orquídea entre sus manos. Este hechizo tiene su origen en Orchis, el

joven hijo de un sátiro y una ninfa, el cual fue asesinado y logró volver a la vida en forma de orquídea. Desde entonces, cada vez que un hombre deseaba conquistar a una mujer la entregaba un ramo de orquídeas, lo cual proporcionaba una pasión incontenible en la hembra.

Lo que no sabemos es dónde está el secreto de esta delicada flor, si es en su forma, su aroma o su leyenda. Hay quienes preparan una bebida con los tubérculos de la flor, otros se hacen una infusión con las hojas, mientras que los más audaces van directos al asunto: se frotan sin más sus genitales con los pétalos. En este caso suponemos que el deseo de oler sus fragantes aromas acorta tanto las distancias que ya no hay quienes les pare.

En la actualidad las propiedades de la orquídea siguen vigentes y se utiliza en abundancia en Turquía, Asia, Europa y Norteamérica, aunque para disimular dicen que la emplean para combatir el escorbuto o el agotamiento; suponemos que hablan del agotamiento después de.

En homeopatía podemos encontrar diluciones a base de una orquídea silvestre para tratar problemas de piel y ojos.

Ortiga
Urtica dioica

Planta herbácea de las Urticáceas, de tallo erecto, hojas grandes de bordes aserrados y flores en espigas pequeñas de color amarillo, cuyas hojas están recubiertas de una pelusilla picante, llenas de ácido fórmico.

Aunque muy desconocida, es realmente una planta sumamente rica en nutrientes, remineralizante, diurética y antirreumática. Baja el ácido úrico, elimina los cálculos renales, es eficaz en diabetes y edemas, mejora la función biliar, las diarreas y las úlceras gastroduodenales.

Externamente se emplea para robustecer el cabello, eliminar la caspa, para lavados vaginales y bucales, así como en las dermatitis seborreicas.

La sustancia urticante está dentro de los pequeños pelos de las hojas, los cuales rompemos al tocarlas y así el veneno se disemina en la piel. No obstante, basta un ligero escaldado en agua caliente para que pierdan ese poder y las podamos tocar ya libremente, e incluso comer.

Esta planta que se alza majestuosa y agresiva entre las zarzas y matorrales de todo el mundo, es además un alimento de primer orden con el cual se puede sobrevivir en épocas de penuria mejor que comiendo carne. Contiene tal cantidad de vitaminas, nutrientes y aminoácidos, que puede cubrir todas nuestras necesidades. Para cogerlas y que no nos piquen, es necesario emplear un guante de fieltro grueso, tijeras de podar y escaldarlas a continuación, con lo cual hemos eliminado su capacidad urticante. A partir de entonces ya podemos comerlas cocidas o en ensalada.

No obstante y para el caso que nos ocupa, su mejor utilidad es cuando aún están vivas y poseen ese veneno que nos hace rascarnos. Parece ser (yo no lo he probado, se lo aseguro) que golpeándonos las partes inferiores (los genitales, para ser más claros), nos llega un flujo de sangre tan intenso y unos calores que necesitamos imperiosamente que alguien nos apague ese fuego. Así que si su problema o el de su pareja es la frialdad crónica, no hay mejor remedio para entrar en ardiente fuego.

Pasionaria

Con este nombre surgen confusiones, especialmente cuando se hace referencia al término "Flor de la pasión". Y es que la pasión de la que hablan es la de Jesucristo, ya que parece ser que la flor tiene diez pétalos que representan a los diez apóstoles leales (se excluye también a Pedro por aquello de negarle tres veces.) La corola estaría relacionada con la corona de espinas, los cinco estambres con las cinco llagas que le infligieron, el ovario es el martillo que emplearon para clavarle en la cruz y los estilos, cómo no, los clavos.

Evidentemente la imaginación de algunos cristianos es muy alta, como lo es quienes piensan que es un potente afrodisíaco. Quizá lo sea para las abejas, las cuales tienen una apetencia desmedida por esta flor y tenerla plantada en el jardín es asegurarnos un enjambre de insectos para siempre.

En dosis normales la planta posee propiedades para calmar la excitación nerviosa, las depresiones, el histerismo, la melancolía y la neurastenia, así como asegura un sueño placentero. Pero si todo ello nos habla de un calmante para los nervios, ¿dónde están sus propiedades afrodisíacas? Parece ser que contiene una sustancia narcótica denominada harmina, la cual dicen que a dosis altas aporta efectos alucinógenos y nos llega a desear ardientemente a la persona que tengamos más cerca.

Por eso, si toman una infusión de esta planta procuren hacerlo al lado de alguna persona guapa.

Pimienta

Además de la guindilla, la pimienta es la reina de los ardores. Se trata de una planta trepadora de raíces negras, la cual produce unos frutos pequeños en los cuales alberga las semillas que después de su secado se comercializarán con el nombre de pimienta negra. En el caso de que las dejemos madurar lo suficiente no se vuelven totalmente negras, son de sabor más suave y por ello se denomina pimienta blanca.

Sus efectos medicinales normales son los de excitar los órganos de la digestión, y mezclada con sebo para tratar la tiña y otras enfermedades de la piel.

Como afrodisíaco su acción es irritativa, similar a la cantárida, aunque por su acción ligeramente cáustica puede estimular los órganos genitales, especialmente la uretra, dándonos la sensación de que nuestros ardores provienen de nuestra pasión amorosa.

Los sibaritas la mezclan con una infusión de Ginseng, pero si lo quieren probar que sea en pequeñas cantidades ya que su efecto irritativo sobre el sistema digestivo es muy alto.

La pimienta blanca no tiene esos efectos tan intensos y por ello se emplea como diurética, para inflamaciones de garganta, malas digestiones y para lavar los ojos.

Pimientos

Receta 1
Ingredientes:
6 pimientos verdes, rojos y amarillos,
1 cebolla,
1 diente de ajo,
6 tomates de cocinar pelados,
1 pedazo pequeño de ají picante,
1 ramita de tomillo,
1 hoja de laurel,
unas hojas de albahaca,
aceite de oliva,
sal.
Para el relleno:
8 huevos,
2 cucharadas de crema de leche,
30 g de mantequilla.
Para decorar:
Aceitunas negras.

Preparación.
Prepare una salsa de la siguiente manera: corte la cebolla bien fina y macháquela en un mortero con el diente de ajo. Cocine a fuego lento, en dos cucharadas de aceite, la cebolla y el ajo. Cuando se vean transparentes, añada los tomates y el pedacito de ají picante, cortados en porciones bien pequeñas; el tomillo, las hojas de laurel, las hojas de albahaca y un pizca de sal.

Cocine a fuego moderado con la cacerola tapada hasta que se forme una salsa espesa. Mientras tanto, lave bien los pimientos, séquelos y áselos, en el horno, o dándoles vuelta sobre una llama. Es importante que estos se asen completamente. Entonces, quíteles la piel, corte la parte superior y sáqueles las semillas y la membrana interior.

Cuando la salsa esté lista, bata los huevos con la crema de leche, añadiendo una pizca de sal y la mantequilla en pedacitos. Vierta la mezcla en la cacerola donde preparó la salsa, uniendo todo rápidamente para evitar que se formen grumos.

Rellene en partes iguales los 6 pimientos y adorne cada uno con una aceituna negra. Puede servirlos fríos o calientes.

Polen

Es el órgano fecundativo de la flor y, por tanto, una semilla similar al espermatozoide humano. No es de extrañar, por tanto, que sus propiedades en el varón sean muy importantes.

Contiene prácticamente todo lo necesario para la vida, entre ello vitaminas, minerales, oligoelementos, azúcares, grasas insaturadas, factores antibióticos, RNA, y esteroles vegetales similares a las hormonas.

Hay que tomarlo debidamente masticado -preferentemente en ayunas con el fin de romper la dura cutícula que protege a los granos-, durante un período de 15 días, descansando otros 15. El motivo para ello es que parece ser que en los días de descanso se produce un efecto de rebote muy beneficioso que obliga al organismo a elaborar más hormonas y regenerarse.

Sus efectos son más notorios en el varón que en la mujer y se manifiestan al cabo de una semana con un aumento en la cantidad de esperma y una mayor capacidad para reponerlo antes. Tiene un marcado efecto afrodisíaco, aunque algo lento; es energizante y adaptógeno, protege contra las infecciones de vías respiratorias, es antidepresivo y corrige las alergias primaverales.

También mejora la vista y sobre todo evita y cura la hipertrofia prostática, lo que indudablemente mejora la capacidad sexual de los hombres mayores.

Salvo alguna pequeña intolerancia digestiva en personas sensibles, no tiene efectos secundarios y puede tomarse durante toda la vida como un suplemento vitamínico completo.

Regaliz

El popular Palolú es en realidad las ramitas de una leguminosa que se encuentra en terrenos arcillosos o con arena y de cuya planta se aprovecha prácticamente todo, incluida la raíz muy rica en azúcar, taninos y asparagina. Con ella se preparan infusiones para calmar los ardores de estómago, de la laringe, suavizar las cuerdas bucales, disimular el mal aliento y subir la tensión.

Las propiedades sobre el sexo vienen determinadas por su contenido en estrógenos, la hormona sexual femenina, la cual las vuelve seductoras y ansiosas de sexo. Esta hormona disminuye drásticamente en la menopausia y por ello el regaliz es considerado desde hace milenios como un estimulante de la sexualidad femenina, hasta el punto en que hubo civilizaciones que prohibieron su consumo por esta causa. Por increíble que parezca, echaron la culpa a esta inocente planta de los adulterios femeninos registrados.

Hoy en día se puede consumir sin problemas presentada de diferentes formas, incluidos los caramelos, por lo que si la mujer hace una escapada amorosa fuera del hogar nadie la criticará, ya que con seguridad dirán que la culpa la tuvo de nuevo el dichoso regaliz.

Antiguamente se empleaba mucho para el tratamiento de la tuberculosis pulmonar, calmar la tos, dar energía a los obreros y hasta ahuyentar a los demonios del hogar.

Retama

No es una planta que se utilice comúnmente en herboristería, ya que su mejor aplicación es para elaborar escobas, cestos y vallas con sus ramas, ya que están dotadas de una gran dureza y flexibilidad. Este arbusto pertenece a la familia de las leguminosas y se le encuentra silvestre en zonas rocosas y arenosas.

Contiene una sustancia alcaloide denominada esparteína, la cual se utilizaba antiguamente como tónico cardíaco y estimulante nervioso. También contiene potasio y escoparina que le confiere propiedades contra la obesidad, vías urinarias y localmente para tratar enfermedades de piel. Es depurativa, limpia los conductos biliares y alivia las nefritis.

Como estimulante sexual se utilizan moderadamente sus hojas y parece ser que proporciona una mayor sensibilidad cutánea a las caricias, ligera euforia y sensaciones psicodélicas que duran tres o cuatro horas. Es ligeramente tóxica.

Romero

Este "Ginseng español" es un arbusto de tallo leñoso y hojas de fuerte aroma, el cual se encuentra ampliamente difundido por todo el mundo, ya que se adapta bien a los climas extremos. La facilidad con la que podemos disponer de esta planta, así como el precio tan bajo que tiene en el mercado han provocado su desmerecimiento por parte del público, algo totalmente injusto daba sus extraordinarias propiedades.

Junto con el Tomillo son las dos plantas españolas más prestigiosas que tenemos, con unas propiedades medicinales sumamente interesantes y únicas. El Romero tiene acciones decisivas en el tratamiento de las enfermedades hepatobiliares, en el agotamiento físico y mental, en el control de la hipotensión, así como para combatir el cansancio. También se emplea con éxito para el tratamiento del asma, el reuma y las enfermedades bronquiales. Externamente es un poderoso estimulante del cuero cabelludo.

Mejora también la fatiga sexual en ambos sexos, aunque su efecto es algo lento.

Sasafrás

Se trata de una pequeña planta que se encuentra en Norteamérica y de la cual se utiliza la raíz por sus propiedades diuréticas, sudoríferas y emenagogas. Con ella se suele preparar un té con propiedades estimulantes.

De sus flores se extrae un aceite muy concentrado, rico en safrol, el cual dicen que posee propiedades alucinógenas y, como consecuencia, de índole afrodisíaco. Dado que manejar este aceite es delicado, lo mejor es probar la cocción de la raíz que, aunque menos eficaz, al menos no causa daño.

Sello

De este lirio de valle se extrae una sustancia llamada convalarina, la cual fue empleada en la antigüedad como potente estimulante sexual, lo que indujo a las brujas a incluirlo en sus filtros de amor con bastante éxito. Una vez que la hoguera puso orden a las cosas de una manera tan cruenta, la planta quedó solamente como un buen remedio para el tratamiento de la tuberculosis e inflamaciones de piel

Té

Nos referimos a la popular bebida inglesa, la cual ya está totalmente extendida por el mundo entero en sus diferentes variedades botánicas.

Contiene calcio, flúor, manganeso, ácido fólico, potasio, magnesio, vitaminas B-2 y PP, quercetina, clorofila, albúmina, resina, goma, taninos, celulosa, teobromina y teína, un alcaloide con efectos similares a la cafeína.

Los orígenes de esta planta se centran en la India, de donde pasaron a la China y Japón, siendo acogido favorablemente en Europa en el siglo XVI. En la actualidad los mayores productores están en Sri Lanka, Japón, Indochina, China y la India.

Se conocen dos variedades básicas, el té verde y el negro, estando éste último aromatizado con hierbas.

El té pasa de verde a negro mediante un proceso de marchitado, amasado y aplastamiento entre rodillos, además de la fermentación, secado y cernido. El té verde se consigue calentando las hojas antes de que fermenten.

Se piensa que su consumo es más beneficioso que el café, aunque sus efectos perjudiciales son los mismos. Es buen estomacal, estimula el sistema nervioso, favorece la digestión y se tolera bien por los estómagos sensibles. Posee un buen efecto diurético, provoca sudor y se le considera que ayuda a combatir la obesidad, en especial la variedad "sinensis". Tiene un gran efecto astringente, combate la fatiga y mejora la adaptación al frío. Su contenido en flúor obliga a ser prudente en su consumo ya que, entre otros efectos, colorea bastante el esmalte dentario.

Posee propiedades antioxidantes, refuerzan el sistema inmunológico, previenen las apoplejías, favorecen el embarazo y la lactancia y alivian la disentería y la gastroenteritis.

Té verde *(Camelia sinensis)*
Es tónico por la cafeína, aumenta la producción de adrenalina, posee taninos que limitan la absorción de las grasas, evita el estreñimiento y es algo diurético. Es broncodilatador, mejora el asma y evita los efectos perniciosos del estroncio 90.

Reduce el exceso de colesterol y se le han encontrados buenos efectos contra el cáncer gástrico.

Té negro:

La más importante es la variedad Tuo-cha, a la cual se le han encontrado propiedades digestivas, adelgazantes, desintoxicantes y contra el exceso de colesterol.

Té oolong

Es una variedad semifermentada de fuerte olor y sabor, que baja el colesterol, la presión arterial y previene las enfermedades coronarias.

Té de tres años

Contiene poca teína (0,5%), pues se recolecta después de tras años de la siembra. Es depurativo.

Notas:

El té puede interferir la acción del alopurinol, la ofilclina y algunos antibióticos y antiulcerosos. También interfiere la absorción del hierro, de los sedantes y su uso continuado ocasiona frecuentemente vértigos, insomnio, estreñimiento e indigestiones.

Receta 1

La manera más tradicional de prepararlo consiste en utilizar una tetera de porcelana (ahora se emplean mucho las de acero inoxidable), en donde se pone una cucharadita de té por cada taza y se deja reposar tres minutos. Si se desea con leche hay que añadirla en ese momento, mientras que el azúcar se pone cuando ya está servido en la taza.

Otra manera consiste en verter agua hirviendo en la tetera para calentarla, se tira el agua, se ponen las hojas o la bolsita del té y se añade el agua muy caliente. Se dejan dos minutos antes de tomar el té verde y cinco para el negro.

Su efecto como afrodisíaco requiere, no obstante, una preparación especial muy concentrada. Para ello se ponen unas hojas de té en un litro de agua y se deja cocer lentamente durante tres horas. Se cuela y se vuelve a cocer de nuevo hasta que se vaya espesando. Cuando ya está conseguido el jarabe, se toman diez gotas cada vez que necesitemos una ayudita a nuestras pasiones.

Obra el mismo efecto en el hombre que en la mujer, por lo que si los efectos en ambos se suman los resultados pueden ser apoteósicos. Por su contenido en teína, un estimulante similar a la cafeína, es muy adecuado para cuando esperamos no tener que dormir en toda la noche. Pero si la cosa no sale bien o el ligue no aparece, siempre nos podremos dedicar a algún juego en solitario para no desaprovechar los efectos del té concentrado.

Tomillo

Planta labiada que crece silvestre en toda la península y que posee una esencia sumamente agradable y un sabor delicado y profundo. Su gran contenido en timol, pineno, resinas y taninos, le confieren propiedades únicas como antibiótico, estimulante de las defensas y energizante.

Se puede conside-rar un afrodisíaco suave pero eficaz, y sin efectos secundarios en personas cansadas, deprimidas o convalecientes, a las cuales restaura todas las funciones orgánicas permitiendo reanudar el asalto amoroso varias veces, lo que no es poco.

Mejora la digestión, es diurético, antiespasmódico, alivia la tos y los dolores de cabeza. También expulsa lombrices y mejora el aliento.

Trufa

La fama le viene ya desde antiguo, desde la dominación romana, los cuales la empleaban como manjar exquisito y que depositan cerca de la cama para tenerlas bien a mano en los descansos. Se dice que su efecto era tan fuerte que llegaron a agotar no solamente las de sus propias cosechas sino las de Libia, Grecia y norte de África. El problema es que la mayoría de lo que ahora se vende como trufa solamente es chocolate, ya que la auténtica escasea tanto que tiene un precio prohibitivo. De todas maneras, hay ocasiones muy especiales en las cuales merece la pena rascarse un poco el bolsillo si la perspectiva es buena.

Vainilla

Originaria de Méjico y la India, esta especie de orquídea posee un delicado olor y sabor que la hace ser muy apreciada en licores y dulces. La sustancia se extrae de sus frutos los cuales contienen grasas, azúcar, ceras y resinas, además de vainillina. Aunque no tiene un efecto estimulante muy potente, ayuda bastante a crear un clima dulce y tierno que nos invite a dejarnos llevar.

Si quiere un efecto más intenso pruebe con las vainas de vainilla y frótelas lo más cerca posible de los genitales. Entre el grato aroma que va a despedir y el ligero escozor que produce, seguro que le hace entrar en acción inmediatamente.

La esencia exquisita de la vainilla es seductiva y ese es precisamente el efecto mental que produce en los humanos. Cuenta una de las más románticas leyendas mexicanas que dos jóvenes con un amor imposible, ardiendo en pasión se fueron a desahogarse al bosque, donde fueron asesinados por un monstruo. De su sangre nació una planta que fue llamada xanat, o sea, vainilla.

Verbena

El sobrenombre de Hierba Santa o Hierba de todos los males le viene porque se la consideraba una planta sagrada que servía para alejar demonios y espíritus. Se podía encontrar con facilidad en los templos y en los portales de las viviendas, así como por supuesto en las casas de brujas. También era frecuente encontrarlas en los templos paganos en los cuales se hacían sacrificios de animales y en los rituales satánicos con doncellas desnudas a punto de ser fecundadas por algún listo disfrazado de Satán.

Se le reconocen propiedades como emenagoga, para la anemia, la artritis, la ciática, lumbago y para eliminar cálculos renales.

Vincapervinca

Se trata de una planta muy utilizada en medicina por sus buenos efectos sobre la circulación cerebral, especialmente en las disfunciones de los ancianos. Su alto contenido en alcaloides la hace muy efectiva en estos casos, aunque se han descrito efectos alucinógenos con dosis altas o prolongadas. También hay quien opina que es efectiva contra el cáncer.

Para usos afrodisíacos se recomienda fumarse un cigarro fabricado a partir de hierba seca; pero antes de, no después.

Vino

Una copa de vino relaja y estimula nuestros sentidos, pero mucho vino nos puede emborrachar o dejarnos dormidos. Se dice que es un afrodisíaco masculino en pocas dosis, pero también el causante de no pocas impotencias. Si su problema es la timidez, para vencer las barreras nada mejor que una copita de buen vino, pero procure mantenerse sereno para aprovechar tan apasionante momento.

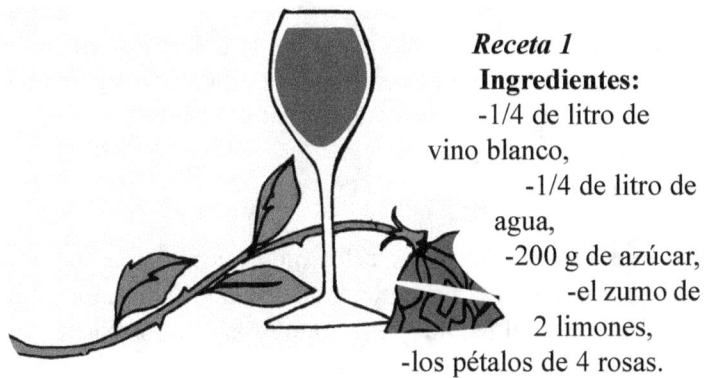

Receta 1
Ingredientes:
-1/4 de litro de
vino blanco,
-1/4 de litro de
agua,
-200 g de azúcar,
-el zumo de
2 limones,
-los pétalos de 4 rosas.

Preparación

Preparar un jarabe disolviendo el azúcar en el agua hirviendo durante 4-6 minutos.

Poner en la batidora el vino, el zumo de los limones, los pétalos de rosas y el jarabe anterior. Triturar todo bien y ponerlo en el congelador.

Cuando se esté helando, volver a poner en la batidora y luego meter de nuevo en el congelador hasta que esté preparado.

Yohimbina

Se extrae de la corteza del árbol Coryanthe yohimbe africano, desde donde se exporta a todo el mundo. Sus efectos afrodisíacos han sido reconocidos por las farmacopeas de todo el mundo, aunque para evitar un desmadre con su consumo se ha recomendado solamente para uso veterinario. Lo cierto es que en épocas pasadas era frecuente invitar a las chicas a un simple refresco, inocente en apariencia, pero en el cual habían depositado previamente un comprimido de yohimbina. Los resultados eran tan espectaculares que llegaban a coger desprevenidos a los chicos, especialmente en una época en la cual la virginidad era la mejor virtud.

Los efectos de esta planta se manifiestan en poco más de una hora y se traducen en un aumento desmedido del calor genital, lo cual invita inmediatamente a buscar a alguien que quiera apagarlo. Y como voluntarios nunca faltan...

Zarzaparrilla

Nadie les puede quitar a los mejicanos su mérito como conquistadores, ni a sus mujeres su decisión en el amor. Entre los mariachis, el tequila y los lingotazos de zarzaparrilla, no es extraño que su fama haya dado la vuelta al mundo.

Esta planta tiene una particularidad inédita y es que contiene en su raíz la testosterona, la hormona genital masculina por excelencia. Por ello no es de extrañar que los habitantes de Méjico presuman de machos allá donde vayan. Con tanta testosterona en el cuerpo no hay quien compita con ellos.

Esta planta se puede utilizar, por tanto, en casos de impotencia, frigidez, andropausia, poco desarrollo genital masculino, así como para estimular el crecimiento del vello y la barba. En las mujeres mejor no utilizarla, salvo que quieran pasarse al bando contrario.

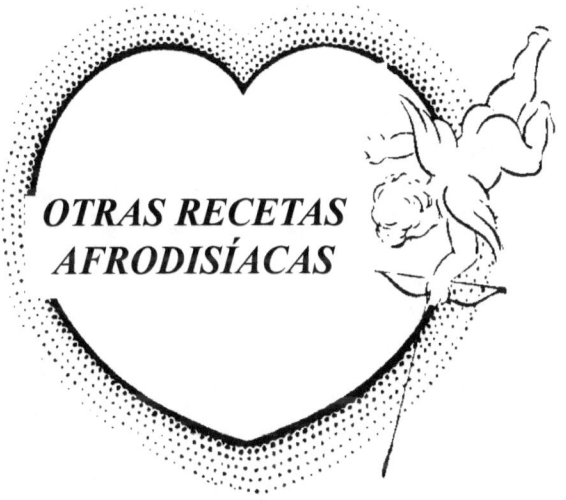

OTRAS RECETAS AFRODISÍACAS

Una vez comprendidas y corregidas las causas de las disfunciones relativas al sexo, es el momento de preparar lo que será el asalto final, la orgía planeada durante horas o días. Para ello es imprescindible que lleguemos al lugar elegido con el estómago lleno, aunque no demasiado, ya que un exceso puede adormecernos los sentidos. Esto ya lo han comprendido anteriormente grandes hombres, como es el caso de Jesucristo, el cual tuvo que multiplicar rápidamente los pocos panes y peces disponibles, si quería que sus hambrientos fieles le escucharan los sabios consejos y parábolas. Anterior a él, otro gentilhombre llamado Moisés puso en juego todo su poder de persuasión ante Dios y logró con una simple vara de avellano sacar agua de una roca y hacer que cayera el maná, un alimento traído directamente del mismísimo cielo. Todo con tal que no se descarriaran sus doce tribus por el desierto.

Después otros cientos de hombres poderosos comprendieron la indirecta y antes de entablar conversaciones de paz, políticas, financieras y religiosas, ofrecieron un suculento banquete a sus colegas para calmar los ánimos y predisponerles al diálogo. Por ello si Vd. ya tiene planeada su orgía privada, no se olvide que antes debe obsequiar a su pareja con una comida adecuada, debidamente presentada y con un aroma exquisito que sea el preludio de lo que le espera. Si, además, se pone una vestimenta que deje entrever lo que después se podrá comer en el lecho del amor, con seguridad tendrá ya medio camino andado.

Zumos:
- El de piña es sin lugar a dudas el mejor de todos.
- El de apio levanta las pasiones más dormi das.
- Zumo de tomate con algo de ajedrea le volverá irresistible.

- La frambuesa parece ser que es muy adecuada para que las mujeres exijan, demanden y presionen, hacer el amor.
- Zumo de limón con jengibre.

Sopas:

- Cebolla, nuez picada, limón, sal y unas pocas legumbres.
- Arroz blanco, con cebollas fritas, nueces picadas, pimienta, sal marina.
- Cebolla, ajo y tomate.
- Avena, tomate y salsa de soja.
- Patatas, puerros, tomates y apio.
- Ajo, pimentón, miga de pan.
- Huevos, queso rallado, aceite, pimienta.
- Patatas, tomates, sal, pimienta, ajo, aceite de oliva y fideos.

Ensaladas y entremeses:

- Queso con pimienta.
- Piñones machacados con pimienta y vino.
- Alcachofas cocidas con apio y patatas.
- Salchichas con mostaza.
- Queso roquefort con ajo.
- Apio, perejil y lechuga.
- Queso cabrales con ajedrea.
- Patatas alioli con pimienta.
- Patatas bravas.
- Pan con ajo y tomate.
- Aceitunas negras, anchoas, mostaza, pimienta y algo de coñac.

Platos diversos:
- Huevos fritos con cebolla y ajedrea.
- Cordero asado con cebolla, limón y nueces picadas.

Pescados y mariscos:
- Langostinos con mayonesa.
- Gambas al ajillo.
- Mejillones a la vinagreta.
- Langosta al coñac.
- Atún con perejil, salsa de soja y mostaza.
- Lenguados con cebolla, vino blanco y curry.

Postres:
- Flan de huevo con nueces.
- Dátiles con miel y licor.
- Semillas de anís machacadas con miel.
- Sémola fina mezclada con dátiles, nueces y azúcar, todo bien triturado, añadiendo el agua necesaria.
- Almendras trituradas con clara de huevo, azúcar y canela.
- Trufas con nata.
- Plátano frito, con azúcar caramelizada.
- Chocolate con churros.
- Rebanadas de pan con almendras picadas, azúcar y canela.

Licores medicinales:
- Menta verde con azúcar y aguardiente.
- Malva macerada en vino dulce.
- Miel con leche y unas gotas de esencia de menta.
- Vino tinto con extracto de nuez de cola.
- Vino blanco con vainilla y canela.

- Champán con piña natural macerada.
- Licor dulce con nuez moscada.
- Aguardiente con maceración de ginseng y genciana. Dicen que nunca falla.
- Vino tinto mezclado con piñones machacados y una pizca de pimienta.

DIETA DE SÚPER ENERGÍA

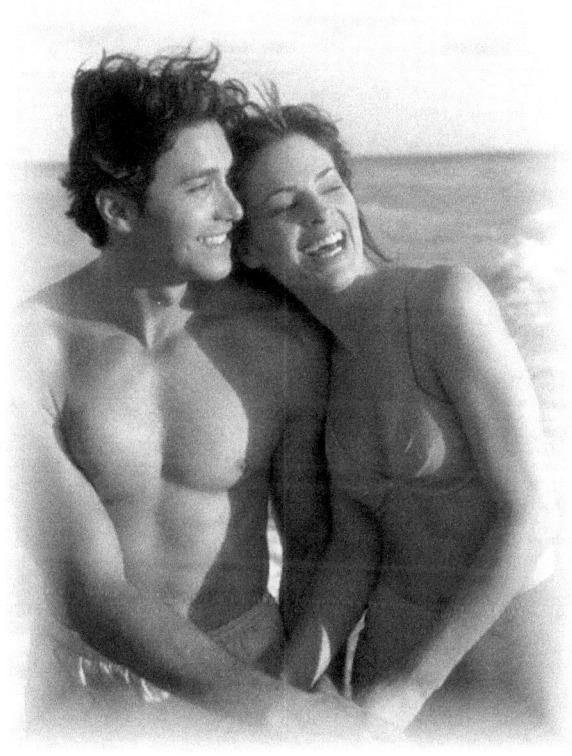

Las recomendaciones que incluyo a continuación son para asegurarnos una gran energía en nuestras pasiones desatadas, sin que ello suponga ningún déficit nutritivo o que ganemos peso. Con esta dieta se sentirán llenos de fuerza y es posible que ya no vuelvan a la alimentación anterior. Les sugiero que antes de empezar con ella se pesen y comprueben que no solamente no ganan peso sino que incluso lo pierden, al mismo tiempo que les invaden energías desconocidas.

Alimentos imprescindibles

Patatas (cocidas al vapor, nunca fritas), pan integral diario, pastas de todo tipo pero sin añadirles chorizo o picantes, arroz integral, cereales integrales (en el desayuno Muesli) y leche de almendras.

Todos estos alimentos se pueden comer indiscriminadamente y la única precaución es no añadirles grasas animales o condimentos extraños, ya que los hidratos de carbono son un alimento extraordinario, de combustión rápida, pero que en unión de grasas animales se convierten en un plato difícil de digerir y su aportación energética queda reducida a un 50%.

Alimentos de segundo orden

Estos alimentos se pueden consumir sin problemas, pero hay que tener en cuenta que no suministran la misma energía que los anteriores, al menos de forma tan rápida, y es preferible consumirlos en los días que supongamos no vamos a realizar el salto del tigre.

Son los siguientes: Queso fresco, yogurt natural sin azúcar, judías, lentejas o guisantes, pero sin grasas animales, clara de huevo (pueden tomarse hasta cuatro a la semana), pollo, conejo y pescado se pueden consumir cuatro días a la semana, aunque es muy importante cocinarlos con sencillez y utilizando especias vegetales, frutos secos salvo los cacahuetes, verduras y hortalizas a gusto de cada uno, así como frutas.

Alimentos que pueden restar energía

Si nuestro problema es de resistencia física y no podemos aguantar los requerimientos sexuales de nuestra pareja, o le decimos que se busque un sustituto hasta que recobremos fuerzas o lo que debemos hacer es comer pocos alimentos de los que indico a continuación:

Están prohibidos las aceitunas, cacahuetes (panchitos), quesos grasos, todos los embutidos incluido el jamón york, el foie gras, la carne de cerdo, la carne de cordero, y en menor medida la de vaca y caza. Tampoco debemos consumir mantequilla, ni siquiera para los guisos.

Ejemplo de comida energética para resistir un día de orgía sin límites:

Desayuno

Muesli con abundante leche de almendras, endulzado con miel de romero. Si la orgía empieza ya desde la mañana (felicidades por ello), puede ayudarse con algo de fruta, algún fruto seco o una rebanada de pan integral con dulce de membrillo.

Almuerzo

Primer plato, patatas cocidas al vapor sin aliñar. Segundo plato, caballa en conserva o cocida al vapor acompañada de guisantes y zanahoria rallada.

Postre

Manzana, piña o uvas, aunque si los asaltos amorosos ya han empezado mejor haga una mezcla de todas. Si ya están en la cama puede llevarse el postre y tomarlo entre mordisco y mordisco cutáneo. Un trozo extra de pan dulce con pasas no le vendrá nada mal.

Y si los sudores abundan nada mejor que refrescarse con una infusión fría de menta, romero y salvia, aunque si los ardores son intensos quizás le sería más útil una mezcla de ginseng con eleuterococo.

Para cenar

Aunque no creemos que todavía siga en la cama (recién casados aparte), como cena puede tomar una tortilla de espinacas (fíjese lo fuerte que se ponía Popeye), arroz con leche y un té de Melisa para lograr un sueño placentero. Procure no dormir abrazado a su pareja ya que corre el riesgo de volver a empezar.

Y si los días de pasión desatada continúan

Supongamos que es usted un recién casado (hay parejas que se comportan como tales después de diez años de matrimonio), o que se ha echado un ligue de verano durante sus vacaciones, o mejor aún, que su amor trabaja en la misma empresa suya. Si es así necesitará comer todos los días una alimentación que le permita aguantar tanto desenfreno sin que su salud se resienta.

Estos son algunos ejemplos de combinaciones culinarias altamente energéticas:

Ejemplo uno:
Desayuno: cereales integrales con leche de almendras y medio plátano.

Comida: patatas hervidas al vapor, ensalada de remolacha, apio y brécol. Fruta.

Merienda: pan integral con mermelada o dulce de membrillo.

Cena: pizza y ensalada.

Ejemplo dos:

Desayuno: pan integral con mermelada. Leche de almendras.

Comida: lentejas con verduras, ensalada mixta, zumo de frutas con su pulpa.

Merienda: queso fresco con pan integral.

Cena: arroz integral, ensalada de apio, puding o helado.

Comida tres:

Desayuno: muesli con leche de almendras.

Comida: espaguetis, pescado cocido, ensalada y fruta.

Merienda: pan integral con mermelada de albaricoque.

Cena: puré de patatas, caballa en lata y natillas con canela.

Ejemplo de un tentempié

Supongamos que su capacidad de persuasión es tan alta que tiene dos ligues al mismo tiempo y que debe estar dispuesto/a para ser eficaz con los dos. Para estas circunstancias en las cuales no le podemos aconsejar que coma doble ración, so pena de acabar convertido en una foca y perder así su atractivo, le recomendamos que utilice este suplemento a su dieta, el cual tiene como virtud proporcionar energías nuevas en poco más de media hora. Por tanto, calcule su tiempo de recuperación y eche a su pareja de la cama al menos una hora antes de que llegue la otra.

Tenga a mano cantidad suficiente de: patatas cocidas al vapor sin aliñar, manzana pelada o triturada, zumo de uva, un vaso de agua con miel, un poco de queso fresco y un yogurt con frutas naturales.

Comida para una recuperación rápida

Y siguiendo con las recomendaciones para los afortunados/as que no paren en sus orgías, les recomiendo este tipo de ración para reponer fuerzas de un día para otro. Hay que evitar en lo posible las proteínas, ya que dan un balance positivo en urea y negativo en sales minerales o azúcar.

Los alimentos que hay que consumir con preferencia son:

Patatas al vapor o en tortilla, frutas ricas en vitamina C, brécol, apio, pimientos verdes, pimientos rojos rellenos de atún, arroz integral, espaguetis, tarta de queso, piña, dátiles, uvas, polen, jalea real, té de ginseng, zumos vegetales, frutos secos bien masticados, especialmente nueces y almendras (avellanas para las mujeres), remolacha, zanahorias, cereales en copos y pan integral. Están prohibidos los alimentos ricos en grasas animales, la lechuga y los quesos fuertes.

Y que la suerte le acompañe.

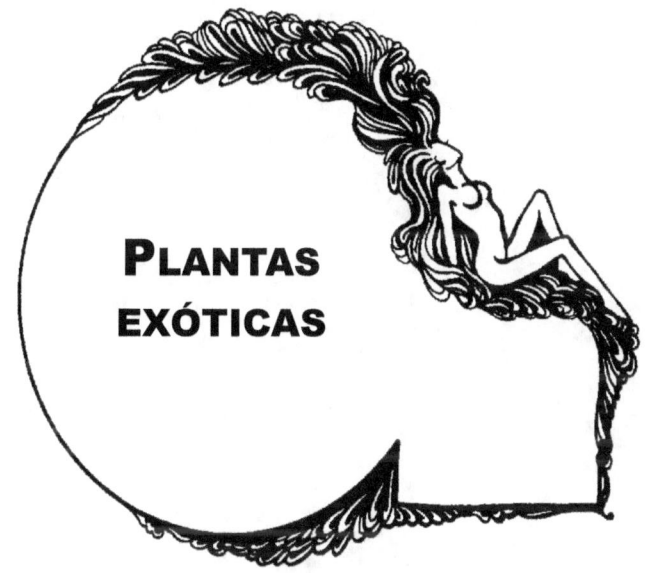

**PLANTAS
EXÓTICAS**

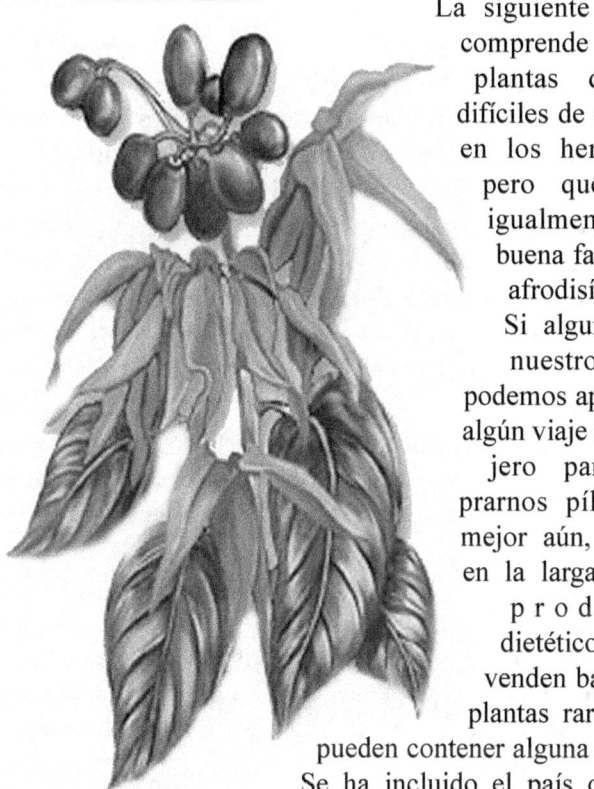

La siguiente relación comprende aquellas plantas que son difíciles de encontrar en los herbolarios, pero que tienen igualmente una buena fama como afrodisíacas. Si alguna es de nuestro interés podemos aprovechar algún viaje al extranjero para comprarnos píldoras o, mejor aún, buscarla en la larga lista de productos dietéticos que se venden basados en plantas raras y que pueden contener alguna de ellas. Se ha incluido el país de origen para una mejor búsqueda.

Abrojo

Procedencia: India

Se utiliza el fruto en infusión para la gota, dolencias renales y fatiga sexual.

Aceranthus

Procedencia: China

Tiene efectos tanto en el hombre como en los animales, empleándole la raíz y las hojas. Mejora la fertilidad en hombres y mujeres, siendo útil también en problemas de visión.

Acoro

Procedencia: India y China

Se emplean sus raíces masticadas para la curación del asma, bronquitis, cólicos intestinales, problemas nerviosos y como rejuvenecedor. Tiene también efectos alucinógenos.

Adenophora

Procedencia: Corea

Es un reparador de las funciones sexuales agotadas, vigorizante y mucolítico.

Agripalma

Procedencia: Siberia

Se utiliza en trastornos menstruales, hidropesía, dolores de cabeza, falta de fecundidad femenina y poco vigor varonil.

Aguileña

Procedencia: Estados Unidos

Se emplea la raíz frotada directamente en la mano de nuestra pareja y luego las juntamos con la nuestra. Esta era una costumbre india que dicen tenía un efecto increíble, aunque supongo que después harían algo más.

Alchornea

Procedencia: África

Su corteza contiene yohimbina, uno de los afrodisíacos más potentes conocidos. También se le han reconocido otras sustancias que aumenta aún más su efecto, entre ellos el psicodélico.

Aleurita

Procedencia: Tahití, Islas Molucas.

Se emplea el fruto masticado lentamente.

Algodón
Procedencia: Todo el mundo
Se emplea la corteza de la planta para estimular la respuesta sexual de las personas, además de ser un eficaz anticonceptivo que pronto estará a la venta. Tiene efectos emenagogos y abortivos.

Alharma
Procedencia: India
Las semillas tienen efectos similares a la Ruda europea. Posee efectos narcóticos, alucinógenos y estimulantes del sistema nervioso central. Se emplea desde tiempos inmemoriales, siendo la planta que le dieron los dioses a Ulises para protegerle de la malvada Circe.
Posee efectos beneficiosos en el asma, las menstruaciones dolorosas y el reumatismo.

Almizcleña
Procedencia: India
Se emplean las semillas para restaurar la potencia varonil, la ansiedad y la histeria.

Amaranto
Procedencia: China
Mejora las facultades intelectuales y las otras.

Árbol del coral
Procedencia: Australia
Se usan las raíces machacadas para mejorar el reuma y otras partes corporales anquilosadas por falta de uso.

Asa fétida
Procedencia: Irán
Aunque su nombre pueda indicarnos algo que huele mal, lo cierto es que proporciona un placentero calor en todo el

cuerpo, sube la tensión y mejora la irrigación cerebral, con lo cual tenemos ya todo preparado para el gran festín. Se emplea también contra bronquitis, resfriados y para alejar los malos espíritus.

Awa Mokihana
Procedencia: Hawai
Con ella se fabrica una estupenda bebida que combate el insomnio y las facultades perdidas con tanto uso. Es, por tanto, un rejuvenecedor y un tónico.

Balso
Procedencia: Australia
Entre sus principios activos contiene duboisina, lo que genera alucinaciones y un fuerte estímulo sexual.

Banisteria
Procedencia: Amazonas
Otra planta con efectos mixtos alucinógenos y afrodisíacos.

Belcho
Procedencia: India
Tiene efectos similares a la efedrina, un estimulante ampliamente utilizado en medicina. La suelen consumir habitualmente la secta mormónica, aunque dada su apatía hacia el sexo no creo que sea muy eficaz. Tiene buenos efectos contra el asma y las bronquitis.

Benjui
Procedencia: Sumatra
Se puede encontrar también en Europa en mezclas contra los catarros y bronquitis. Hay también una variedad en barras

de incienso y quizá pueda ser interesante para perfumar un ambiente poco caldeado.

Branca

Procedencia: India

Parece ser un buen remedio contra la eyaculación precoz aunque para lograrlo hay que frotarse con ella la planta de los pies, con lo cual se logra un efecto derivativo de los ardores.

Burra

Procedencia: India

Si han pensado que me estoy refiriendo a tan terco animal están confundidos, ya que se trata de la semilla de una popular planta para mejorar la potencia masculina. También es útil contra la cistitis y los dolores gástricos.

Cactus

Procedencia: México

No se trata de frotarnos con él los genitales para que entren en calor, sino para aprovechar que contienen una sustancia alucinógena que nos ayudará a concentrarnos si nuestra pareja merece la pena. Hay otra variedad de cactus, llamado de San Pedro, que parece que era empleado por el mítico apóstol en sus ceremonias religiosas, pero para iluminarse, no para otras cosas.

Catharanthus

Procedencia: Estados Unidos

Contiene el potente afrodisíaco yohimbina, eficaz en hombres, mujeres y animales mamíferos. Produce euforia seguida de un estado depresivo.

Crisantemo

Procedencia: China

Con sus semillas puestas a macerar en vino se prepara un sabroso aperitivo medicinal muy energético. Los pétalos se emplean en la terapia de Bach para mejorar problemas de nerviosismo, amenorrea y decaimientos.

Cuscuta

Procedencia: Japón

Se emplean sus semillas como reconstituyentes, sudoríficas, cicatrizantes y para dar energía sexual.

Chilcuan

Procedencia: Méjico

Utilizada ampliamente por los nativos mejicanos como estimulante sexual, las intoxicaciones alimentarias y los envenenamientos por picaduras de serpientes. Cura las parálisis y los dolores de muelas.

Chit

Procedencia: Méjico

Tiene notables efectos estrogénicos para aumentar el tamaño de las mamas femeninas. Por ello se emplea mucho como alternativa hormonal en los transexuales. Su efecto es especialmente activo en la frigidez femenina. Así que si unimos los dos efectos, aumento de las mamas y del apetito sexual, tendremos una máquina devoradora de hombres.

Dioscorea

Procedencia: México

Es una de las pocas plantas que contienen un anticonceptivo natural, emparentado con la hormona progesterona. A partir de ella también se elaboran corticoides, esteroides sexuales, así como testosterona. Por ello podemos considerar a esta planta como una fuente natural de hormonas que, sabiamente utilizadas, pueden ser de gran ayuda.

Dong Quai

Procedencia: Asia

Planta utilizada en la medicina china tradicional y que ya es posible encontrar en Europa. Se emplea para los trastornos de la mujer, menopausia o dismenorreas, y aunque su efecto afrodisíaco no es instantáneo es decisivo a largo plazo, por lo que sería conveniente acumular energías para cuando llegue el momento. Se cree que rejuvenece por igual a hombres que mujeres.

Durian

Procedencia: Malasia

Se trata de una fruta de intenso olor que produce unos efectos similares al alcohol, con la cual se preparan mermeladas y otros dulces. Se metaboliza con tanta rapidez que no produce hartura, lo que lleva a unas borracheras impresionantes acompañadas de una euforia sexual imparable.

Epimedium

Procedencia: Tejas

Se emplea para mejorar la fertilidad, la cantidad de esperma y los deseos de aparearse de los hombres. Se suele comprar con la excusa de que rejuvenece, aunque no especifican el qué.

Eryngium

Procedencia: Estados Unidos

Otra planta utilizada por las tribus indias americanas para mejorar su potencia, lo que nos lleva a pensar si es que padecían algún problema crónico en este sentido. Parece ser que sirve para mantener la erección más tiempo.

Erythroxylum

Procedencia: Brasil

Si le invitan a una copita de este picante y dulce licor tenga cuidado, seguro que quieren llevarle al huerto.

Escaravía

Procedencia: China

Su raíz es comestible y se emplea tradicionalmente en la cocina francesa como aperitivo o ensalada exótica. Parece ser que ciertos reyes la empleaban en abundancia durante sus orgías palaciegas.

Escutelaria

Procedencia: Siberia

En un país tan helado es normal que sus habitantes necesitasen plantas que les calentasen, aunque una vez entrados en faena ya no debían tener problemas. Se emplea para problemas menstruales, favorecer el parto y mejorar las relaciones afectivas entre hombre y mujer, tarea sumamente difícil.

Liquidámbar

Procedencia: Java

En un principio se utilizó como analgésico, después para prolongar la vida, más tarde como alucinógeno para soportarla y al final como afrodisíaco para sacarle sabor. Todo un camino que nos lleva a una filosofía muy conocida: lo importante es vivir.

Eupatorio

Procedencia: Estados Unidos

Nuevamente los indios americanos nos descubren una planta estimulante de la sexualidad, lo que quizá explique la apetencia tan desmedida de los colonos por apoderarse de sus tierras. Para disimular decían que la utilizaban para el tratamiento del tifus.

Gomortega

Procedencia: Australia

Se le considera un alucinógeno potente que produce posteriormente un sueño profundo. Por lo tanto, si quiere efectuar una orgía con su pareja deberá darse prisa, ya que es posible que se le duerma en plena faena.

Huang-po

Procedencia: China

Con la corteza de este árbol se trata la impotencia masculina, las dismenorreas y diversos problemas del corazón y el espíritu.

Hibiscus

Procedencia: Brasil

Se cultiva en los jardines de Brasil con la excusa del bonito color de las flores, pero duran poco en las matas y nadie se explica al afán desmedido por esta planta, salvo que...

Hierba de París

Procedencia: Europa

Además del champán los franceses descubrieron las propiedades estimulantes de esta planta, la cual mezclaban con la bebida y organizaban unas fiestas increíbles.

Hydrophilia

Procedencia: América del Sur

La emplean los nativos para combatir la fatiga sexual, mejorar la diuresis y para curar heridas.

Iboga

Procedencia: África

Se empezó consumiendo para alejar los espíritus, pero a la vista de los acercamientos tan intensos que se realizaban entre sus organizadores, se empleó para organizar orgías en las tribus, entretenimiento mucho más alegre que el primero.

Con su raíz se prepara una bebida que se suele ofrecer a los turistas incautos, quizá con el fin de que se lleven un buen recuerdo a sus países.

I-mu
Procedencia: China
Se encuentra ya en los herbolarios europeos, aunque se recomienda solamente para controlar hemorragias femeninas y calmar las molestias menstruales. Lo curioso es que su efecto sexual se manifiesta más en el hombre que en la mujer.

Jatropha
Procedencia: Perú
El truco está en poner unas cuantas hojas secas en una barbacoa o chimenea casera. Al poco tiempo todo el mundo desaparece en busca de un lecho cómodo y privado. Actúa enérgicamente en los dos sexos, lo que es una suerte, ya que no hay que andar convenciendo a nadie.

Khat
Procedencia: Liberia
Otro alucinógeno que nos lleva a ese mítico Séptimo Cielo. Si vamos a viajar mejor lo hacemos de la mano de una pareja que nos guste; la otra mano la puede emplear para ponerla en otro sitio y así iniciar mejor el viaje.

Licopodio
Procedencia: Europa
Lo podemos encontrar abundante en los bosques húmedos y con él podremos humedecer con rapidez ciertos órganos muy apreciados.

Lycium

Procedencia: China

Sus bayas rojas se emplean para estimular los órganos genitales, mejorar la sabiduría y rejuvenecer, tres cosas que todo el mundo agradecería tener en abundancia.

Matico

Procedencia: Perú

Se suele emplear como sustituto del café después de una buena comida, lo que lógicamente conlleva a una prolongación del buen comer.

Meng-tung

Procedencia: China

Aunque es una planta con fuertes espinas, si conseguimos eludirlas al recolectarla mejoraremos la potencia varonil a largo plazo. Si nuestro problema no admite demoras, mejor damos la excusa de un viaje al extranjero y volvemos cuando todo esté en orden.

Mimosa

Procedencia: Brasil

Solamente con el nombre de esta planta ya está abierto el camino hacia un desliz amoroso. Se vende como licor aperitivo en los mercadillos aborígenes, pero no se fíe, en realidad es un alucinógeno potente en cual caen con frecuencia turistas incautos. Si quiere viajar que sea voluntariamente, no engañado.

Mitragyna

Procedencia: Tailandia

En sus viajes a Oriente quizá le ofrezcan fumar un canuto de esta planta que produce euforia y ganas de aparearse. Si lo hace que sea en privado y con una pareja conocida.

Momordica

Procedencia: Méjico

Se trata de una especie de pepino cuyas raíces se emplean para estimular la potencia viril. Puestos a pensar aquello de que "de lo que se come se cría", puede incluirlo en su ensalada habitual.

Mucuna

Procedencia:América del Sur

Se suelen comer cocinadas o como infusión para el tratamiento de sinusitis. Es posible que, posteriormente, busque ansiosamente alguien que quiera compartir con usted una siesta.

Muira-Puama

Procedencia: Brasil

No se extrañe que los carnavales brasileños tengan tanta aceptación en el mundo entero y de que los retozamientos sexuales sean tan normales entre ellos como entre nosotros tomar una cerveza. Dicen que esta planta de notables efectos afrodisíacos se consume como churros durante su fiesta folklórica más emblemática. Cuando vaya de turista al Brasil, déjese llevar.

Nelumbo

Procedencia: China

Se trata de una planta muy utilizada para diversas afecciones, entre ellas para mejorar los embarazos y el parto, contener metrorragias y ayudar a la circulación sanguínea. La podemos encontrar en los mercados asiáticos y su aspecto similar al boniato nos puede hacer creer que es algo solamente agradable al paladar. Una vez ingerido es posible que aumente varios enteros nuestra fama de ligones/as.

Nicandra

Procedencia: Perú

Aunque hay quien la utiliza con la excusa de que es para el asma no se lo crea, probablemente sus problemas respiratorios vengan por otro lado. Su contenido en atropina le confiere propiedades alucinógenas que obligan a tener cuidado con ella.

Opio

Procedencia: China

No nos debe extrañar que los fumaderos de Opio hayan sido tan populares entre nativos y turistas, ya que sus efectos eran ciertamente intensos, tanto en el plano mental como sexual. El problema era que después de unas cuantas chupadas (al cigarrillo), la gente se relacionaba con el primero que estaba a su lado y al final nadie sabía con quién había sentido tantas e intensas sensaciones.

Posteriormente, de tanto abusar del opio sus consumidores acababan en una gran decrepitud física y psíquica que les conducía a un estado lastimoso, motivo por el cual se consideró ilegal su consumo en el mundo entero.

Paliurus

Procedencia: China

Además de mejorar afecciones del sistema nervioso, también estimula el principal nervio varonil, situado casualmente en el centro.

Peyote

Procedencia: México

Otro cacto que además de pinchar tiene propiedades afrodisíacas. Empleados en un principio para ceremonias religiosas, posteriormente se descubrieron sus efectos energizantes y estimulantes, así como fuertemente analgésicos.

Bueno, estos eran los efectos que sirvieron de excusa para poder aprovechar sus otras virtudes, o sea, su capacidad alucinógena y estimulante sexual. Sus defensores alegan que en realidad es Dios quien se pone en contacto con ellos gracias al cacto, pero mucho nos tememos que Dios está demasiado ocupado en otros problemas y quien en realidad establece el contacto es alguien más terrenal.

Piturín
Procedencia: Australia
Con semejante nombre no es extraño que se consigan buenos efectos en la esfera sexual, al menos si tenemos en cuenta el jolgorio que debe causar que alguien aparezca con el "piturín" en la mano.

Psoralea
Procedencia: China
Se emplea para tratar casos de enfriamiento, de uno u otro tipo, así como para curar insuficiencia genital y amenaza de aborto.

Red Arrow
Procedencia: China
Otra planta de origen chino (y van...) que también forma parte de la farmacopea tradicional oriental, aunque también la podemos encontrar como parte integrante de sus platos. A estas alturas a nadie debe extrañar ya la alta fecundidad de las mujeres chinas.

Rododendro
Procedencia: Japón
Salvo para consumo de las geishas -esas chicas tan expertas en el amor-, las mujeres tenían prohibido tomar infusiones de esta planta fuertemente estimulante de la sexualidad.

Quien la empleaba decía que la necesitaba para curarse resfriados y así tenía una excusa para calentarse en la cama.

Rubus

Procedencia: Asia

Otra planta que decían curaba los resfriados invernales, y es que cuando los fríos aprietan todo es bueno para entrar en calor. Este efecto calorífero se nota por igual en hombres que en mujeres, así que si ambos están con gripe lo ideal es que se tomen una infusión y se den calor en la cama; así se curan antes.

Salvia

Procedencia: Europa y América del Sur

Existen una gran variedad de plantas con el nombre de Salvia, aunque la mayoría poseen propiedades como estimulantes de todas las funciones orgánicas. Dicen que es una planta especialmente útil para la mujer, así que si es usted un varón con ganas de juerga diaria ya puede empezar a regalar a sus amigas macetas llenas de tan agradable flor. Tarde o temprano se lo agradecerán.

Palmetto serrulata

Procedencia: Estados Unidos

Sus efectos sobre la sexualidad son muy intensos, no solamente porque aumenta los ardores sino porque también aumenta, eso dicen, el tamaño de los testículos y las mamas femeninas. También fortalece la próstata, es energética y muy nutritiva.

Selaginella

Procedencia: China

Aparte de utilizarse en conjuros contra el mal de ojo y los espíritus posesivos, esta planta aseguraba posesiones mucho más placenteras, o al menos consentidas. Y es que eso de que a uno/a se le ponga un espíritu encima de improviso no debe ser plato de buen gusto.

Serpentaria

Procedencia: Estados Unidos

Como su nombre sugiere, el consumo de esta raíz asegura una conducta muy de serpiente en las relaciones sexuales. Ya saben: enroscarse, deslizarse, trepar y picar con la lengua.

Toé

Procedencia: Amazonas

Una variedad del tabaco común que es capaz de transportarnos a mundos insospechados.

Virola

Procedencia: Colombia

Otra planta que se emplea aspirando sus vapores y sus polvos, y que es capaz de volver hambrienta de sexo a la persona más indiferente. También sirve para conjuros y ahuyentar a los malos espíritus, por lo que si el problema de la frigidez de su compañero/a se debe a una tercera persona en discordia, con una adecuada vaporización de sus esencias en el ambiente resolverá ambos problemas, aunque luego tendrá que demostrar que es capaz de hacerlo mejor que el espíritu.

Tagé

Procedencia: Amazonas

Con ella el mundo le parecerá de color de rosa y será capaz de amar profundamente hasta a una escoba con rulos. También se emplea mucho en iniciaciones religiosas, ya que parece que predispone a un mejor alejamiento de este mundo. Si se pierde en el camino, seguro que algún experto le llevará de la mano a un lugar tranquilo y confortable.

ButeaThe es una resina que procede del árbol indio Butea, "la Llama del bosque", que se ha usado en la medicina herbaria india como afrodisíaco, y contra las hemorragias y diarreas.

Sin embargo, la infusión también puede bajar la cantidad de azúcar en sangre.

CastusCastus, también conocido en la medicina herbaria china como xiang del mu, es una planta que se encuentra en Cachemira a una altitud de 2500-4000 metros sobre el nivel del mar. La raíz es muy conocida por su acción afrodisíaca. Contiene un aceite esencial que se excreta en parte en la orina y durante el paso por la uretra causa una irritación considerable que puede dar lugar a una erección algo dolorosa. Este mecanismo es parecido al de la cantárida española.

HydrophiliaHydrophilia, es una planta anual robusta, áspera, espinosa, que se encuentra en zonas pantanosas de India y Pakistán. Se usan las semillas, la planta seca y las raíces como afrodisíaco popular. Se prepara hirviendo cincuenta gramos de la raíz con un litro de agua hasta reducir el volumen a la mitad, lo cual proporcionará una bebida energética. Para conseguir buenos efectos hay que tomar tres cucharas por día.

El **áloe** es una planta de 50-80 centímetros con hojas largas, carnosas y minúsculas flores amarillas o anaranjadas. Se cree que las hojas son un afrodisíaco eficaz, pero debe quitarse la piel antes de administrarla.

Si la textura de las hojas le resulta desagradable, también puede utilizarse el jugo seco. La dosis es de 0,1 gramo.

El **liquorice** es el nombre común de la raíz del precatorius de Abrus, pero son sus semillas, conocidas como jequirity, las que se consideran afrodisíacas. Hay que emplearlas con cuidado porque son tóxicas, pues se considera que bastan cinco semillas aplastadas para matar a una persona joven.

Durante principios del siglo XX, las semillas se usaron en la India para envenenar los caballos de los ingleses, aunque su empleo más habitual era simplemente con propósitos ornamentales.

La **malva** tiene semillas con propiedades afrodisíacas y laxantes. Además, se han usado las hojas de la misma planta para problemas de piel y bronquiales.

KuthimithiAll o **Cereza del Invierno**, es un arbusto del cual se dice que promueve la libido, especialmente su raíz. Una receta india tradicional se basa en emplear dos a cuatro gramos de la raíz empolvada junto con leche.

Aunque la planta pertenece a las solanáceas, contiene pocos alcaloides. Sin embargo, la presencia de somniferine puede inducir a un sueño prematuro y anular todas nuestras buenas intenciones.

AFRODISICOS ÍNDIOS

En un país que ha alcanzado una población de más de 850 millones, debe haber un conocimiento extenso de lo que podría estimular el aparato reproductor. A continuación les damos algunas recomendaciones de la medicina Ayurveda, así como otras procedentes de expertos botánicos hindúes. Por supuesto, otra fuente de afrodisíacos indios es el Kama Sutra.

AjwainAjwain o **la Cizaña de Obispo**, es un arbusto que existe de Egipto a la India y que se ha usado con fines médicos durante varios miles años. Las semillas son ricas en thymol y son consideradas un afrodisíaco eficaz. Hay que aplastarlas y freírlas en manteca o aceite de oliva, junto con una cantidad igual de granos aplastados de semillas del tamarindo. Una cuchara de esta mezcla fría, tomada junto con miel y antes de acostarse, incrementa la virilidad y cura la eyaculación prematura, según la medicina herbaria india tradicional.

ArjunaArjuna, es un árbol encontrado en India, Myanmar y Sri Lanka. Una cocción de la corteza empolvada con leche se dice que es un estimulante del sexo eficaz si se toma regularmente. Otros usos recomendados en la medicina Ayurveda incluyen el tratamiento del asma y las cardiopatías.

HIERBAS ESPECIALES PARA LA MUJER

En este apartado analizaremos muy someramente aquellas hierbas que aportan beneficios especiales en la mujer, tanto en su aspecto externo, como en el carácter, y por supuesto en su respuesta sexual. Ello no quiere decir que si las toma un varón le vayan a causar problemas de feminidad, sino solamente que tienen un efecto más intenso en la mujer.

Aloe vera
Se trata de una planta tropical muy difundida por todo el mundo gracias a sus propiedades para mejorar la lozanía de la piel. En forma de crema o lociones evita las arrugas prematuras. Internamente se emplea para mejorar trastornos del período y problemas de estómago.

Angélica
Estimula el apetito y ayuda a mantener una menstruación regular y sin problemas.

Artemisa
El nombre de una diosa se lo pusieron por sus buenas propiedades para el parto y los dolores menstruales. También estimula el crecimiento mamario y alivia los dolores de cabeza.

Bardana

Es el mejor depurativo de la piel, tanto por vía interna como externa.

Bolsa de pastor

Hierba antihemorrágica por excelencia. Se pueden tratar metrorragias, menstruaciones abundantes, así como para tonificar al útero.

Ciprés

Muy eficaz para problemas circulatorios venosos y para facilitar los partos.

Cola de caballo

Un buen remedio interno para tratar la celulitis, el azote de las mujeres. También tiene efectos para favorecer la menstruación.

Flor de loto

Mejora la fertilidad.

Laurel

Facilita el parto y evita las menstruaciones muy abundantes.

Malva

Favorece el descenso del período, alivia el parto o mejora las dismenoreras.

Melocotón

De su hueso se extrae la preciada vitamina B-15, la de la longevidad, y una infusión de sus hojas asegura un feliz matrimonio y largos años de vida.

Menta
Es afrodisíaca femenina y estimula la menstruación.

Milenrama
Estimula la circulación venosa, provoca el período y es estimulante.

Onagra
Favorece la belleza en general, alivia las menstruaciones dolorosas y estimula la fertilidad.

Orégano
Provoca la menstruación, la subida de la leche materna y genera buenos augurios en las parejas.

Ortiga
Es energética y emenagoga.

Perejil
Provoca el período y ayuda a la circulación.

Poleo
Acelera un parto que se retrasa. Corrige la histeria y las náuseas.

Regaliz
Aporta estrógenos (hormonas femeninas), por lo que es adecuada en la menopausia y para curar la frigidez.

Ruda
Provoca el período y puede ser abortiva. Estimula fuertemente el sistema nervioso.

Salvia

Mejora la salud de la mujer en general. Embellece.

Tanaceto

Mejora la histeria y los desarreglos del período.

Vincapervinca

Mejora los problemas circulatorios cerebrales. Ayuda a quitar envidias, rencores y temores.

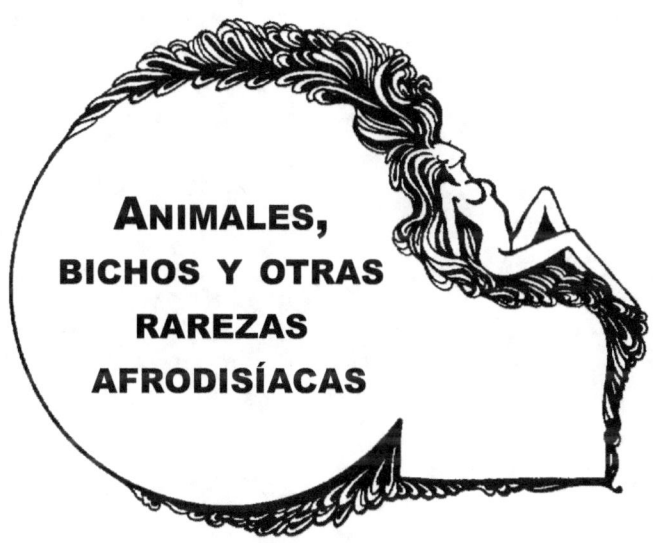

CAPÍTULO 5

ANIMALES,
BICHOS Y OTRAS
RAREZAS
AFRODISÍACAS

Achuni

Se trata de un animal que se encuentra en Bolivia y del cual se extraen sus tejidos nerviosos para elaborar un vino estimulante de la sexualidad.

Ambar gris

Fue una excusa para matar a las ballenas desde tiempos inmemoriales, aunque en la actualidad está totalmente prohibida su comercialización. Se genera en el intestino de los cachalotes, los cuales elaboran de cada vez unos trescientos kilos, recomendándose tomar aproximadamente unos 90 miligramos por dosis. Se dice que es un estimulante circulatorio, que aumenta la producción de esperma, que mejora la médula espinal y que combate la debilidad. Si usted tiene el más mínimo respeto por estos animales no consuma productos que lleven ámbar gris, ni siquiera como cosméticos.

También se emplea el esperma de ballena para las mismas indicaciones, aunque parece ser que el efecto estimulante se ejerce por igual en ambos sexos.

Avispas

Aunque le parezca extraño las avispas son utilizadas para diversos fines medicinales, entre ellos la frigidez. Y no es que se la pongan directamente en los genitales para a ver si así les entra algún picor, sino que se emplean las larvas y el polvo resultante de su quema en algunos medicamentos homeopáticos.

También hay quien deja algunas avispas a macerar en un vino añejo durante 15 días y luego se lo bebe logrando así unos orgasmos increíbles. O hay gente para todo, o se tiran demasiados globos.

Agua

El agua es un arma de doble filo, especialmente si está fría. Me explicaré: si nos damos una ducha fría cuando una hermosa dama desnuda en nuestra cama nos rechaza, es seguro que nos sentará de maravilla y evitaremos entrar en combustión espontánea. Pero si la ducha fría se la da la dama en cuestión lo más seguro es que vaya corriendo a la cama para calentarse, labor que obviamente correrá de nuestra cuenta.

El agua fría también sirve para mantener los testículos a una temperatura óptima para el desarrollo de los espermatozoides, los cuales aportan su granito de arena para el orgasmo, aunque un exceso de frío nos los puede dejar ocultos para varios días.

El agua fría también robustece los músculos, todos, da firmeza a los pechos de la mujer (con lo cual seguro que querrá mostrarlos al primero que le interese), tensa la piel y refuerza las defensas. De todas maneras, la recomendación es que con el frío seamos muy prudentes y la sensación no debe durar más de 30 segundos. Pasado ese tiempo se corre un serio peligro de coger una pulmonía o cuando menos una cistitis, con lo cual tendremos a nuestra compañera corriendo al baño cada minuto.

En el lado opuesto está en el agua caliente, especialmente en invierno. ¿Quién se puede resistir a meterse con su pareja en una placentera y confortable bañera de agua caliente? Y como, además, las bañeras actuales son para una sola persona nos veremos obligados a rejuntarnos mucho, con lo cual la primera fase está resuelta.

Aleta de tiburón

Ingrediente básico en los platos chinos, el cual se extrae de los alerones del gran escualo y se elaboran una especie de fideos para sopas. Con este plato oriental vale lo dicho anteriormente para las hierbas chinas: un pueblo con un índice de natalidad tan alto es por algo; quizá se deba a su comida.

Barbo

Se trata de un pez que se encuentra en aguas de China y que parece que estimula las funciones hormonales.

Boquerón

El humilde boquerón que tan abundante se encuentra en nuestro país, parece que tiene propiedades afrodisíacas y nosotros sin saberlo.

Breca

Otro popular pescado que ya era utilizado antiguamente para reforzar la potencia, la muscular y la otra. Al menos en la India lo siguen recomendando para estos menesteres y dado que han sido los creadores del Kama Sutra les debemos hacer caso.

Caballito de mar

Da pena pensar que un pececito tan precioso tenga que ser quemado y pulverizado para satisfacer los deseos carnales de los hombres.

Carpa

Cuando la cocinen procuren extraer antes su bilis (hay que buscar el hígado y la vesícula biliar), ya que dicen que cura la impotencia.

Chichi-chi

Hay quien denomina a los órganos genitales femeninos de igual modo que a este insecto de Bolivia, por ello si viaja a las Américas y alguien le ofrece "chichi" no se imagine una orgía, sino un plato de suculentos insectos que parece ser que tienen poderes afrodisíacos debidamente cocinados en salsa verde.

Cochinilla

Este asqueroso insecto similar a una chinche y que solemos pisar sin piedad cuando aparece en nuestras casas, es empleado como afrodisíaco mediante su ingestión directa. Solamente lo podemos entender cuando la desesperación es total y no nos hemos comido un rosco en tres años seguidos.

Cordyceps

Se trata de un hongo que se encuentra silvestre en las montañas del Tíbet, el cual era empleado por los monjes budistas como energético. Como quiera que pronto se les declararon fuertes calores, seguidos de unos impulsos irrefrenables de amar a sus semejantes, tuvieron que abandonar su consumo.

Cuernos

Si alguien se imagina que estoy diciendo que los cuernos son afrodisíacos está equivocado, aunque hay de todo en este mundo. De los cuernos que hablo ahora son los de rinoceronte, elefante o reno, los cuales contienen una sustancia que parece ser afrodisíaca. De todas maneras y dado que estos animales están en peligro de extinción y que, además, no le han hecho a nadie daño, lo mejor es que les dejemos en paz y busquemos otras sustancias.

Elaphomyces

Se suele ofrecer en lugar de las trufas, pero ambas poseen las mismas propiedades en cuanto al sexo, aunque en este caso sus efectos le pueden hacer volar a mundos imaginarios.

Esperma

Ya sabemos que en el momento del clímax, especialmente cuando practicamos el cunilingus o el 69, cualquier fluido que nos traguemos es bueno y estimulante, pero lo que recomiendan los sabios es el esperma de toro, de macho cabrío, de león y hasta de cocodrilo, aunque quisiera saber quien es el valiente que se atreve a manipular los atributos viriles a una bestia de estas.

Garum

Se encuentra como remedio natural en todos los herbolarios del mundo, aunque la propaganda habla de sus buenas facultades sobre la memoria, el cansancio y el estrés. Lo puede consumir en cápsulas sin problemas de sabor y cuando le pregunten por ello siempre puede poner la excusa que es para tratar el estrés. Por cierto, esta enfermedad consiste en una sobrecarga del sistema nervioso, o sea que uno quiere más juerga de la que puede soportar.

Golondrina

En este caso al pobre pájaro se le deja en paz a cambio de que nos ceda sus huevos. Con ellos se prepara una exquisita sopa, la cual es frecuente encontrar formando parte de los menús chinos, quienes afirman que es beneficiosa para la virilidad.

Golpear

Aunque parezca cosa de sádicos y masoquistas, golpear con varas a la pareja no está del todo desencaminada. No es que busquemos que nos obedezca ciegamente, sino que mediante este ligero golpeteo vamos a estimular el sistema circulatorio, preludio de otros estímulos más concretos. Cuando golpeamos la espalda aumentamos también las secreciones hormonales y las terminaciones nerviosas de la médula espinal; todo ello hace que la respuesta sexual sea mucho más intensa. De todas maneras, antes de empezar pregunte a su pareja, no vaya a ser que le golpeen a Vd. pero con abogados incluidos.

Grasa de asno

Aunque hay quien pueda decirle que el burro es usted por utilizar estas guarrerías, los más viejos del lugar afirman que mezclada con grasa de oca, hígado de rana y aromatizado con orina de vaca recién preñada, da un resultado extraordinario como afrodisíaco, especialmente en personas sin olfato.

Gusanos

La especie que más se emplea como afrodisíaco es el gusano de seda, aunque de él se aprovecha preferentemente su crisálida, la cual sabemos que es riquísima en sustancias nutritivas y rejuvenecedoras. En cuanto al gusano entero se prefieren las orugas bien secas y liofilizadas, especialmente aquellas que viven entre escombros y basuras. No se preocupe, pues una vez limpias y desinfectadas no notará su procedencia y hasta es posible que le suban los calores cuando se tome un par de pastillas elaboradas con ellas.

Hongos

Hay multitud de hongos, no solamente los comestibles, que se emplean como alucinógenos y afrodisíacos. Aunque en este aspecto la mayoría de ellos son eficaces desconfíe de ellos, ya que los riesgos de envenenamiento son muy serios. Es mejor dedicarse a ir al cine que exponerse a una parálisis total de por vida.

Hormigas

No es que vayamos a recomendarle que haga el amor en un hormiguero -aunque en ese caso el movimiento estaría asegurado-, sino que busquen a esas hormigas con alas que tan pegajosas se ponen cuando va a llover, las cuales quemaditas y en polvo, además de no molestar más, son un afrodisíaco ligeramente irritativo.

También se utilizan ciertos excrementos y resinas que las hormigas dejan en su camino, especialmente en el tronco de los árboles, lo cual dicen que estimula los deseos. Puede hacer un viajecito por el bosque, seguir a una legión de hormigas (como van en fila no se perderá) y cuando vea que trepan a un árbol esperar a que hagan sus deposiciones; así tendrá gratuitamente su poción mágica.

Joyas

Dicen que una piedra preciosa o una perla introducida en un vaso de licor dulce pueden convencer con su efecto a la mujer más insensible. Mi opinión es que para convencerla no son necesarios tantos refinamientos y basta con dársela en la mano, sin más.

Lagartos

Quizá en China se los vendan con el nombre mitológico de Dragones y por ello usted crea que con su ingestión tendrá la fuerza y voracidad de uno de estos gigantescos animales. La leyenda nos cuenta que tenían una gran apetencia por doncellas y por eso los pueblos se las ofrecían en ofrenda para mejorar sus cosechas. Lo que nadie sabía es que quien en realidad se quedaba con la doncella no era un dragón, sino un listo ermitaño que vivía en una cueva.

Lo que se puede encontrar en los mercadillos chinos son huesos de lagarto pulverizados que aún se encuentran en los márgenes de los ríos, así como otros procedentes de cocodrilos y caimanes. Además de aumentar sus ardores parece ser que calman los de la mujer; por ello, si tiene una pareja que le gusta ir de flor en flor, pruebe a ofrecerle una ración de polvo de huesos de lagarto. Si no vomita, al menos la tendrá calmada una temporada.

Pero si su capacidad de tragarse todo lo que le ofrezcan con tal de recuperar sus ardores no tiene límite, pruebe con una sopa de salamandra vietnamita, la cual dicen que es eficaz contra la caída del cabello, el retraso mental y la frigidez. Y si se creen que es mentira vayan inmediatamente a una tienda de productos chinos y verá la gran cantidad de salamandras y lagartos sumergidos (muertos, por supuesto), en diversos licores que se venden a precios increíbles.

Leche de burra

Aunque no fue Cleopatra su descubridora, tenemos constancia de ello gracias al baño que Elizabeth Taylor realizó ante las cámaras en la película del mismo nombre para deleite de todos. Si no dispone de tanta leche como para llenar una bañera, pruebe con un vasito y frótense ambos los genitales mediante un ligero masaje. Les puedo asegurar que, o bien por la leche o por el masaje, el invento les dará resultado.

Libélula

Libélulas, langostas, mariposas y otros bichos se utilizan al parecer con éxito para resolver los problemas del desamor de hombres y mujeres. Parece ser que logran mantener una erección más prolongada, evitan la eyaculación precoz y hasta aumentan la fertilidad. Bien muertas y rebozadas en salsa, hasta se ofrecen a los invitados de lujo.

También hay quienes comercializan cigarras como estimulante sexual, pero no por sus cantos embriagadores, sino por su composición interna.

Pene

La tendencia que tienen ciertas mujeres a cortar el pene del hombre infiel no es nueva y se practica desde hace milenios. Esa misma costumbre existe con el pene de ciertos animales como el toro, el caballo, el león y el ciervo, los cuales parece ser que puestos en medio de un par de huevos pasados por agua hacen milagros en hombres y mujeres.

Placenta

Aunque la mayoría de la gente piensa que la placenta se tira al cubo de la basura después del parto, lo cierto es que se recoge con sumo cuidado para su posterior comercialización, lo mismo que se hace con la orina de las embarazadas. El motivo es la gran cantidad de sustancias hormonales y nutritivas que tienen. De la placenta se dice que rejuvenece, refuerza las defensas y estimula la producción hormonal, además de ser un afrodisíaco moderado. Si sus problemas son los años y con ellos cierto desgaste por uso continuado, pruebe unas cuantas ampollas de placenta y verá como puede volver a empezar de nuevo. De todas formas no espere que siempre le den placenta humana, ya que lo más probable es que se la den de yegua o también se la cambien por

Hipomano, una sustancia que queda adherida a la cabeza del potrillo cuando acaba de nacer y que una vez convertida en polvo (es inevitable mencionar esta palabra), se puede chupar con el mismo deleite que a su pareja.

Polvos

Que un polvo siempre da resultado para transportarnos al paraíso es bien sabido, pero ahora hablamos de otros polvos, de los polvos de hojas de lila, hinojo o crisantemo, los cuales se pueden emplear para aromatizar y estimular directamente los genitales. El truco está en que para olerlos bien hay que acercase mucho y una vez allí...

Prepang

Se trata de un pequeño pez muy consumido en China, el cual se cuece en agua hirviendo, se corta en pedazos y se consume pulverizado.

Queso de camello

Hay quien dice que con la leche de camella se elabora un queso agrio que es capaz de entonar a cualquier beduino que lo pruebe. De todas maneras, dado que estos hombres pasan tantos días correteando solos por el desierto, no creo que necesiten luego ningún estimulante para aparearse con sus féminas.

Ranas

Aquí ya no hay lugar al asco; las ancas de rana se consumen como manjar delicioso en muchos países y se considera signo de ignorancia la tendencia al vómito cuando alguien se las ofrece. Pues además de las ancas, hay quien se come la cabeza de los sapos capturados justo en el momento del apareamiento, aunque esperamos que se les coja después de y no en el justo momento, ya que si vamos a sacrificarle al menos que se lleve un buen recuerdo. Pues tanto las ancas de rana como la cabeza de los lagartos, se emplean como afrodisíacos e incluso en el tratamiento de la diabetes, lo mismo que el veneno de sapo tomado a dosis ínfimas. Como dice el refrán, lo que no mata, engorda.

Sangre

En un principio se utilizaba la sangre de los animales para dar lozanía al cutis y como el resultado era bueno se pensó que la sangre de doncellas vírgenes y hermosas podía ser mucho mejor, por lo que algunas señoras tenían un arsenal de jovencitas dispuestas a dar su vida por la patria. Pues entre estas señoras menopáusicas y el tal conde Drácula, dejaron a Europa sin una sola virgen a mano.

Pero a los jueces de entonces les pareció un poco cruenta esta costumbre la prohibieron, no sin antes llevar a la hoguera a sus defensoras. Posteriormente y para remediar la carencia de sangre fresca, se utilizaron las morcillas (encebolladas o con arroz), no para restregarlas en la cara -ya que quedaría horrible-, sino para comerlas, a lo que se unieron también los hombres. Como quiera que no daba el resultado apetecido, se organizaron guerras por doquier y así podían emplear la sangre fresca de sus enemigos sin problemas legales.

Hoy en día el hombre tiene dos alternativas relacionadas con el consumo de sangre: seguir comiendo morcillas o decir que tiene anemia y que le hagan una transfusión.

Testículos

Aunque hay muchas mujeres aficionadas a ellos, lo que recomendamos ahora es comernos los que proceden de conejo, caballo o ciervos, todos ellos de modestos efectos si los comparamos con los de toro o con aquellos que tenía el caballo de Espartero.

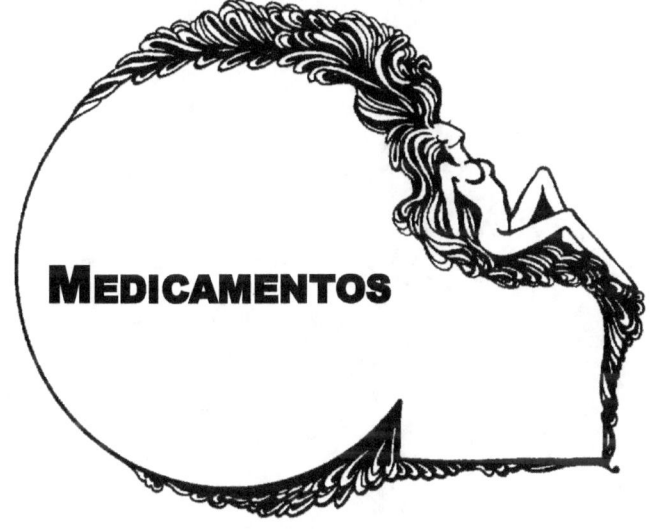

CAPÍTULO 6

Aunque este libro trata de aportar remedios naturales inocuos a los problemas del sexo, la medicina química posee también algunas soluciones verdaderamente interesantes, aunque no exentas de efectos secundarios. La lista que incluimos a continuación, es la de algunos de los productos comercializados que tienen alguna o mucha utilidad en el tratamiento de las disfunciones sexuales.

Advertencia:
No tome nunca ningún medicamento de los aquí descritos sin consultar a su médico.

HORMONAS

Urofoliprotina

Sustancia a base de la hormona foliculoestimulante (FSH), pero que no posee actividad hormonal luteizante (LH.) Se obtiene a partir de la orina de mujeres postmenoáusicas.

Acciones:
Estimula el crecimiento y la maduración del folículo, lo cual favorece así mismo la secreción de estrógenos.

Está indicada en casos de falta de ovulación, sea cual sea la causa, incluida la propia de origen deficitario hormonal. Provoca a su vez el desarrollo del folículo Graaf maduro, lo cual pone las condiciones esenciales para la ovulación, siempre y cuando exista suficiente cantidad de gonadotropina coriónica en el organismo.

No existe una dosis establecida para todas las mujeres, debiendo adecuarse a cada caso y respuesta particular.

Con el fin de averiguar la respuesta al tratamiento hay que determinar la cantidad de estrógenos que existen en sangre y orina, aunque también hay quien utiliza la valoración del moco cervical y el examen pélvico.

En mujeres fértiles se pueden producir embarazos múltiples, por lo que no está indicada su administración si no existe seguridad de que sea por causas orgánicas.

Gonadorelina

Se trata de una sustancia que permite una mayor actividad del hipotálamo y, por tanto, estimula en ambos sexos la secreción de hormonas feliculoestimulante y luteizante.

Acciones:
Estimula el desarrollo y la maduración folicular en el ovario y las células de Leydig y la espermatogénesis en el varón.

Se utiliza para medir la función de la hipófisis y para el tratamiento de hipogonadismo masculino (escaso desarrollo genital), amenorrea (carencia de ovulación), escaso desarrollo mamario en la mujer, criptoquirdia (testículos que no descienden), retraso de la pubertad (carencia de las características propias de cada sexo) y otras patologías endocrinas.

No se puede administrar juntamente con otras hormonas sexuales.

Gonadotropina menopáusica

Es una mezcla de hormona folículo estimulante y luteizante. Normalmente se extrae de la orina de mujeres menopáusicas.

Acciones:

Estas hormonas hipofisarias son de estructura proteica y están altamente purificadas con el fin de evitar riesgos serios de reacciones alérgicas o producción de anticuerpos que anulen su acción.

Se emplea para estimular directamente el epitelio germinativo del testículo y así tratar el hipogonadismo, la criptoquirdia y el eunucoidismo. Estimula también la espermatogénesis y su maduración, por lo que es adecuada en la infertilidad del varón.

En la mujer estimula la maduración del folículo de Graaf y por ello es adecuada para tratar la esterilidad femenina, la insuficiencia hipofisaria, la amenorrea, la oligoemenorrea (poca menstruación) y ciclos sin período.

No se debe administrar en la pubertad precoz, en el carcinoma de próstata, en la insuficiencia tiroidea o de suprarrenales, cuando existan hemorragias uterinas o riesgo de ellas, así como en casos de esterilidad que no se deban a trastornos hipofisarios. Como efecto secundario puede producirse un aumento indeseable de las mamas, dolor de cabeza, depresiones o irritabilidad.

Gonadotropina coriónica

Se trata de una hormona hipofisaria de estructura proteica que se extrae de la orina de la mujer embarazada.

Acciones:

Al actuar directamente sobre la maduración del folículo y la formación del cuerpo lúteo en el ovario, está indicada en la esterilidad femenina producida por insuficiencia hipofisaria o por falta de respuesta del ovario al estímulo de la hipófisis. Por ello se emplea en la amenorrea, la oligomenorrea y los ciclos sin período.

También es eficaz en la menometrorragia (hemorragia de la mujer menopáusica), en la amenaza de aborto y el aborto habitual.

En el hombre favorece la espermatogénesis y gametogénesis, lo que la hace adecuada para tratar casos de esterilidad por insuficiencia de hormonas hipofisarias o por falta de respuesta del testículo a la acción de la hipófisis. También es adecuada para mejorar la oligospermia (pocos espermatozoos), astenoespermia (poca vitalidad), oligoastenospermia (pocos y débiles espermatozoos), hipogonadismo (insuficiente desarrollo genital) y criptoquirdia.

No se debe administrar en casos de carcinoma de próstata, en disfunciones tiroideas o hemorragias uterinas.

Androsterona

Es una de las hormonas segregada por las glándulas suprarrenales.

Acciones:
Se emplea por su bajo índice de virilización en enfermedades debilitantes, carencia de proteínas en la dieta, fortalecimiento del callo óseo y para mejorar el desarrollo muscular.

Se han dado casos en mujeres de efectos secundarios con ronquera, acné, salida de vello facial, aumento de la libido y amenorreas.

No se debe administrar cuando exista insuficiencia cardiaca, hipertensión, epilepsia, diabetes o para acelerar el crecimiento infantil.

Testosterona

Es la hormona genital masculina por excelencia y la que proporciona los caracteres secundarios típicos en el varón.

Acciones:

El déficit de testosterona puede producir disminución del apetito sexual (libido), trastornos del carácter y osteoporosis. Aunque en la actualidad su uso está muy restringido, hace algunos años se empleó masivamente para casos de infantilismo genital en el adulto, esterilidad, poco desarrollo muscular, ausencia o disminución de la libido o tendencias homosexuales.

Su uso continuado produce un déficit quizá reversible en la espermatogénesis, atrofia testicular, irritabilidad y agresividad, así como hipertrofia de próstata.

OTRAS SUSTANCIAS QUÍMICAS

Advertencia:
Las siguientes sustancias químicas pueden ser peligrosas en manos de personas profanas en medicina.

Viagra

La Viagra contiene citrato de sildenafil, un medicamento fabricado inicialmente para ayudar a los hombres que sufrían angina de pecho. Su efecto en la potencia viril se manifiesta incluso en varones aquejados de diabetes, lesiones de la médula espinal, cirugía de la próstata y otras causas orgánicas. Sin embargo, no es un afrodisíaco, pues no estimula el deseo sexual.

Como efectos secundarios aparecen dolores de cabeza, rubor, indigestión, congestión nasal, infecciones urinarias, alteraciones en la visión, diarreas y mareos.

Apomorfina

Apomorfina es un agonista de la dopamina con acción directa en el sistema nervioso central. Se administra por vía sublingual y su acción se produce en unos 18 minutos. Existen dosis de 2 y 3 mg y su eficacia es de alrededor del 50% en los casos con disfunción eréctil leve o moderada. Se observan náuseas en el 4% de los casos y la posibilidad de sincope es de 0.2%, mucho menor que la observada con otros medicamentos como los alfa-bloqueantes. La apomorfina no está contraindicada en los pacientes que toman nitritos por insuficiencia coronaria, aunque se debería utilizar con precaución. Otra de las ventajas de la apomorfina es que puede aumentar el deseo sexual e incrementar el orgasmo.

Estricnina

Se trata de un componente altamente tóxico, pero que empleado a muy baja dosis permite aprovechar de él sus efectos energizantes y euforizantes. Se ha empleado hace años para el tratamiento del cansancio, vejez prematura, frigidez e impotencia, sin que tenga un efecto directo sobre los órganos genitales. Su acción es muy selectiva sobre el sistema nervioso.

Anfetaminas

Utilizadas sin control médico en los años 50 y 60, produjeron tantos estragos entre la población estudiantil que obligó a las autoridades sanitarias a reconsiderar su insensatez al recetarlas para mejorar la memoria o la capacidad de concentración. También fue empleada en la guerra norteamericana contra Corea, así como en cualquier otra situación que obligase a trabajar sin el necesario descanso.

Una vez pasados los efectos euforizantes de la anfetamina se declara un brutal cansancio, consecuencia lógica de haber espoleado al organismo a trabajar sin descansar. A largo plazo, las psicosis y la esquizofrenia son los males inevitables.

En la actualidad están teniendo un nuevo auge en medicina, no solamente como anorexígeno en la obesidad, sino como estimulante deportivo y para elaborar las llamadas drogas de diseño. Todos estas drogas no son nada nuevas, ya que todas son aminas terciarias, parientes próximos a las anfetaminas iniciales y, por tanto, con los mismos efectos perjudiciales. El problema mayor es que ya no figuran como "derivados anfetamínicos", sino bajo otros nombres que hacen creer a médicos y consumidores que se trata de productos nuevos e inocuos.

Siempre que le ofrezcan un estimulante, algo para mejorar la potencia sexual, para estimular la libido o un reductor del apetito farmacológico, mire su fórmula y si descubre la palabra "amina" ya sabe de lo que se trata. No la consuma.

Prostaglandinas

Son efectivas tanto en su aplicación como inyección en el cuerpo cavernoso, como tipo supositorio en la uretra. La inyección intracavernosa continúa siendo la alternativa al tratamiento oral mas utilizada. Una de sus principales indicaciones es la disfunción eréctil producida por la sección de los nervios erectores durante la cirugía radical por cáncer vesical o de próstata.

Fenotiazina

Se trata de un psicofármaco empleado en el tratamiento de la depresión, la angustia y la ansiedad, a la cual se le han encontrado efectos útiles para casos de impotencia psíquica. No lo tome sin receta médica y si lo hace no lo mezcle nunca con alcohol.

Cocaína

Se considera la droga del ejecutivo, del poderoso, aunque en la actualidad su uso está tan extendido que no hay diferencias. Su efecto estimulante puede hacer confundir la euforia con un aumento de la excitación sexual, pero no se traduce en un aumento de las sensaciones y ni siquiera en una mejora en la capacidad física para amar. Si existen problemas físicos lo más probable es que se agudicen, mientras que las inhibiciones emocionales quizá se mitiguen un poco en los primeros momentos del acercamiento.

Los que la consumen sin excederse dicen que los orgasmos llegan antes (¿antes de qué?) y que se puede sentir placer con el simple roce, además de estar más predispuestos al cambio de pareja, al menage a trois y a la infidelidad consentida con aplausos. La verdad, es que si encima tenemos que pagar para poder consumir una droga que nos conduce a un camino tan morboso, prefiero lo tradicional, o sea, el ramito de violetas, el perfume embriagador, el vestido que se cae y el salto del tigre.

Opio

En los tradicionales fumaderos de opio, ahora prohibidos, se podía ver de todo, desde desnudos integrales, parciales, gente vestida, y otras con deseos de ser acariciadas. Y es que esto último era lo más habitual en esos salones sombríos, ya que la gente más avispada acudía a esos lugares sin probar una sola ración de opio y cuando todos los comensales entraban en trance y relajaban sus instintos y defensas, realizaban la labor para la cual estaban allí: a los hombres les desvalijaban y a las mujeres, si aún no estaban desnudas, las hacían el amor unas cuantas veces, por turnos, para que al despertar de su éxtasis creyeran que todas sus emociones intensas se las había provocado el opio. Pues el truco no debió sentar mal a nadie, si lo juzgamos por los millones de personas que acudían a esos antros.

Cafinitrina

Un poco menos dañino, pero igualmente digno de precaución, este medicamento se usa normalmente para aliviar la crisis de angor, el infarto o la angina de pecho, ya que produce una vasodilatación coronaria casi inmediata que permite reanudar de nuevo la circulación sanguínea.

No es que sea un afrodisíaco, pero se recomienda que los enfermos del corazón lo tengan siempre a mano por si la intensidad del asalto agota las reservas. Hay algunos sibaritas del sexo, entrados en años, que para presumir de machos lo toman cuando el asalto es muy fogoso, o para impresionar a alguna jovencita que ha caído en sus redes. No les imiten.

Ácido bórico

Usted quizá lo conozca porque hace algunos años se utilizaba mucho para evitar el sudor de pies, cuando el agua y el jabón escaseaban, pero había quien incluso se lo tomaba en poca cantidad por su efecto irritante. Si tenía suerte en la dosis es posible que notase unos calores allá abajo muy intensos, tanto si era hombre como si era mujer y por eso incluso era recetado por algunos médicos. Con el paso de los años sus efectos corrosivos sobre el aparato digestivo y urinario salieron a la luz, lo que obligó a reflexionar sobre su uso.

Hoy día su aplicación para fines sexuales está totalmente prohibida dada su gran toxicidad.

Dimetilsulfósido

Forma parte de algunos productos farmacéuticos que se venden para tratar contusiones y torceduras. Se trata de una sustancia que se absorbe muy rápidamente a través de la piel y que alguien la recomendó hace algunos años como remedio local para la impotencia. Si su problema es éste consulte antes a su médico, ya que tiene efectos tóxicos en hígado y riñones.

Pemolina de magnesio

Se empezó utilizando como energizante general, reforzador de la memoria y las facultades intelectuales, así como antidepresivo. Posteriormente se descubrió que mejoraba la respuesta sexual en personas deprimidas y que mezclado con vitaminas ayudaba a cumplir en la cama a los ancianos. Se vende en farmacias, así que consulte con su farmacéutico.

Clomifeno

Salió al mercado farmacéutico como una respuesta más eficaz e inofensiva a las hormonas, tanto andrógenas como femeninas. Se podía tratar todas las enfermedades relacionadas con el sexo, desde la impotencia hasta la frigidez, pasando por la menopausia, andropausia, amenorrea y esterilidad. Con el paso de los años las esperanzas puestas en este producto se vinieron abajo, aparecieron muchos efectos secundarios, y hoy en día apenas quedan ya productos en el mercado que lo contengan.

Vardenafilo

Es un nuevo fármaco aún no comercializado. Es un inhibidor de la PDE-5 al igual que el sildenafilo. Como ventajas frente a éste, se encuentra un efecto más prolongado (lo que favorecería una sexualidad espontánea con varios coitos con una única dosis) y menor incidencia de efectos secundarios, ya que no produce visión coloreada y una menor probabilidad de producir dolor de cabeza.

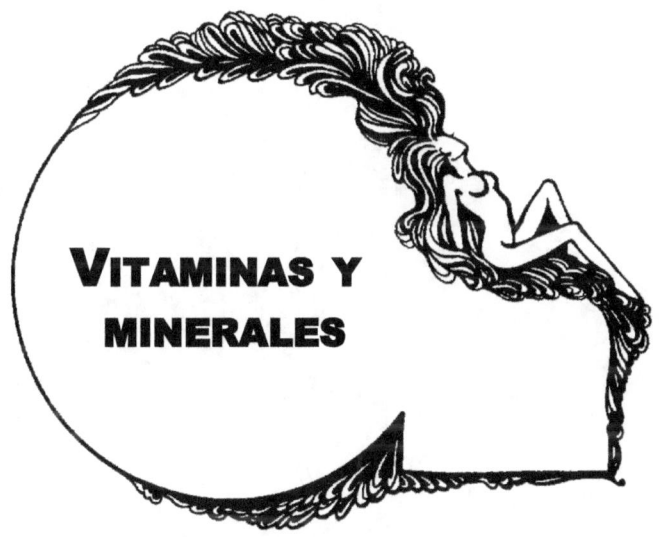

CAPÍTULO 7

VITAMINAS Y MINERALES

Aunque las vitaminas no tengan ningún poder afrodisíaco por sí mismas, la carencia de alguna de ellas o, con mucha más razón, las avitaminosis generalizadas, provocarán con toda seguridad fallos en el sistema reproductor de ambos sexos, además de una brusca disminución de la libido. Quizá porque la naturaleza es sabia y trata de preservar la especie, en épocas de penuria extrema la necesidad de aparearse queda muy disminuida, especialmente en la mujer, ya que si es ella la que tiene que permitir el desarrollo del nuevo ser y no dispone ni siquiera de nutrientes para sí misma, lo sensato es que no se quede embarazada. Por desgracia los hombres no opinan lo mismo, ya que a fin de cuentas ellos no van a tener problemas con el embarazo (al menos no tendrán problemas físicos), y su deseo de realizar el coito sigue permaneciendo vigente aunque la penuria aconseje no traer hijos al mundo.

No obstante, no siempre es necesario que existan desgracias económicas para que una persona tenga serios problemas nutritivos, ya que se ha demostrado que aún hoy en día en las naciones desarrolladas las avitaminosis siguen siendo frecuentes. La causa debemos encontrarla solamente en la ignorancia en materia de alimentación correcta y en el mantenimiento de una serie de mitos que no tienen ninguna base racional ni científica. Pensar que la carne es un buen alimento o que el pan blanco es superior al integral, son dos de los ejemplos que ilustran como, a pesar de los avances en cuanto a nutrición se refiere, la gente se sigue alimentado mal.

Con este pequeño recorrido al mundo de las vitaminas y minerales, lo que se pretende es demostrar que hasta para hacer el amor hay que estar bien nutrido, y si no es así el riesgo de quedar en ridículo es muy alto.

VITAMINA A

Procedencia

Se encuentra en abundancia en los productos lácteos, la margarina irradiada, el aceite de hígado de bacalao, y como provitamina A en las zanahorias y aquellas frutas y vegetales que tengan coloración naranja o amarilla.

Acciones:

- Es indispensable en el trofismo normal de los tejidos epiteliales y la retina.
- Interviene en el metabolismo de muchas células.
- Es decisiva para la formación de los bastoncillos de la retina.
- Interviene en el metabolismo de los esteroides de la glándula suprarrenal.
- Necesaria para la elaboración de las hormonas sexuales.
- Necesaria para el normal desarrollo de los testículos.
- Imprescindible para la producción de la placenta.
- Necesaria para el buen curso del embarazo.
- Refuerza el sistema inmunitario en caso de infecciones.
- Interviene en el desarrollo de los huesos del niño.
- Protege al sistema nervioso

Síntomas de carencia:

- Sequedad de la conjuntiva y degeneración de la córnea con reblandecimiento y posible ceguera.
- Queratinización de la piel, especialmente si hay carencia de ácidos grasos.
- Enfermedades cutáneas como el acné.
- Vaginitis.
- Poca resistencia a las infecciones.
- Pérdida del apetito.
- Cálculos renales de repetición.
- Degeneración del epitelio germinal en el varón.
- Degeneración de los ovarios y disminución de la fertilidad en la mujer.

Efectos sobre la sexualidad:

Es imprescindible para lograr un embarazo a término y asegurar un buen parto. Favorece la fertilidad, tanto en el hombre como en la mujer. Su carencia en la mujer puede provocar una inflamación vaginal que haga imposible la penetración y en las mujeres menopáusicas sequedad de los labios externos e internos, con lo que el coito será doloroso.

VITAMINA D

Procedencia:

No es muy abundante en la naturaleza y sus fuentes más importantes son el hígado de los pescados y las vísceras. Existe una pequeña cantidad en la leche y los derivados lácteos.

Acciones:

- Está relacionada directamente con el metabolismo del calcio y el fósforo, aumentando con su presencia la acción de estos minerales.
- Favorece la calcificación de los huesos e interviene en el crecimiento por su acción sobre la fosfatasa alcalina.

Síntomas de carencia:

- Inhibición del crecimiento.
- Pérdida de peso y del apetito.
- Calambres musculares.
- Deformación de los huesos largos y las costillas.
- Baja fertilidad. Se engendran niños con tendencia al raquitismo o prematuros.
- El parto es muy doloroso y complicado.

Efectos sobre la sexualidad:
Solamente afecta al parto y al crecimiento de los niños.

VITAMINA E

Procedencia:
Principalmente en el germen de trigo y la lechuga. También en los cacahuetes, la leche, la yema de huevo y la mayoría de las semillas.

Acciones:

- Es un potente antioxidante y por tanto anti-envejecimiento.
- Economiza vitamina A y la protege de la oxidación.
- Interviene en la respiración celular.

- Es decisiva en el metabolismo del ácido nucleico.

Síntomas de carencia:
- Gestación anormal.
- Distrofia muscular.
- Defectos en los sistemas nervioso central y vascular.
- Regresión de los ovarios.
- Necrosis hepática.
- Atrofia testicular o descenso incompleto del escroto.
- Mala absorción de las grasas.
- Pigmentación anormal de la piel de color cera.
- Destrucción anormal de los hematíes.
- Corta vida en los eritrocitos.
- Abortos habituales.

Efectos sobre la sexualidad

Es la vitamina más importante de todas en cuanto a su relación con la fecundidad, el embarazo y el desarrollo adecuado de los genitales externos. Mientras que en ambos es vital para la capacidad germinativa, en el hombre su carencia le producirá insuficiencia en el desarrollo testicular. Se considera que tiene acciones similares a las hormonas y se recomienda especialmente a partir de los 40 años.

VITAMINA K

No se le han encontrado acciones directamente relacionadas con la fertilidad o la capacidad para realizar el coito. Tampoco influye en la libido ni en la formación de los genitales externos.

Su acción está muy limitada al efecto que tiene sobre la coagulación sanguínea.

VITAMINA B-1

Procedencia
En la cascarilla de los cereales, en la levadura de cerveza y el germen de los cereales.

Acciones:
- Interviene en el metabolismo del Coenzima A y del ATP, ambos enlaces energéticos de suma importancia.
- Interviene en el metabolismo de los hidratos de carbono, grasas y proteínas.
- Es decisiva para el buen funcionamiento del sistema nervioso.
- Forma parte del metabolismo de la acetilcolina.

Síntomas de carencia:
- Depresión, irritabilidad.
- Falta de concentración y de la memoria.
- Debilidad muscular y cansancio crónico.
- Anorexia y pérdida de peso.
- Vómitos durante el embarazo.
- Taquicardias, disnea y fallos cardíacos.
- Neuritis, neuralgias, lumbago y ciática.

Efectos sobre la sexualidad
Aunque no interviene en la potencia ni en la libido, es necesaria para llevar el orgasmo a término, ya que facilita las contracciones musculares adecuadas.

VITAMINA B-2

Procedencia:
En la levadura de cerveza, la carne, los pescados, la leche, las espinacas y las alubias.

Acciones:
- Necesaria para formar varias coenzimas.
- Interviene en el transporte del hidrógeno.
- Tiene propiedades antioxidantes.
- Interviene en la liberación de la energía.
- Interviene en el buen funcionamiento vascular.

Síntomas de carencias:
- Reabsorción fetal, nacimientos prematuros y tendencia al aborto.
- Lesiones en la boca, labios, vulva y prepucio.
- Fotofobia, fatiga visual, picores en los ojos y enturbiamiento de la retina.
- Deformidad de la lengua.
- Alteraciones de la médula ósea.
- Dolores de cabeza y calambres.

Efectos sobre la sexualidad
En la mujer su carencia puede producir sequedad en la mucosa vaginal y úlceras vaginales internas, mientras que en el hombre el prepucio puede estar agrietado y doloroso.

VITAMINA B-6

Procedencia
Harina integral, germen de trigo, salmón, arenque, huevos, espinacas, guisantes, patatas, alubias.

Acciones:
-   Interviene en la maduración de los glóbulos rojos.
-   Decisiva en el metabolismo de las proteínas.
-   Favorece la síntesis de los aminoácidos a partir de los glúcidos.
-   Desempeña un papel fundamental en la formación de la urea.
-   Muchos aminoácidos dependen para su metabolización de la vitamina B-6
-   Favorece la conversión del ácido linoleico en araquidónico.
-   Participa en la incorporación del hierro en la síntesis de la hemoglobina.
-   Es necesaria para la formación de las aminas cerebrales que facilitan la transmisión nerviosa.

Síntomas de carencia:
-   Pérdida del apetito, mala utilización de los alimentos, pérdida de peso y vómitos.
-   Convulsiones, calambres y finalmente parálisis.
-   Debilitamiento de la visión.
-   Anemia.
-   Arteriosclerosis.
-   Lesiones en la boca, labios y nariz.

"   Disminución de las defensas.
"   Neuritis.
"   Mareos, poca resistencia a las drogas.

Efectos sobre la sexualidad
No interviene de una manera directa, aunque en las personas que beben alcohol les facilita una rápida metabolización y con ello les permitirá hacer el amor incluso en plena borrachera.

ÁCIDO NICOTÍNICO

Procedencia
Carne, pescado, trigo integral, levadura de cerveza, queso, patatas, brécol, tomates, zanahorias.

Acciones:
-     Interviene en el transporte del hidrógeno.
-     Es decisiva en la producción de energía.
-     Es necesaria para la integridad del tejido normal, la piel, tracto intestinal y sobre todo el tejido nervioso.
-     Es vasodilatador periférico.

Síntomas carenciales:
-     Aumento de las cifras de colesterol en sangre.
-     Pérdida del apetito, alteraciones digestivas, inflamación de la mucosa intestinal, úlceras gastroduodenales.
-     Dermatitis escamosa, piel seca.
-     Degeneración del epitelio testicular.
-     Reflejos alterados, ataques epilépticos.
-     Lengua inflamada, de color rojo intenso.

- Lesiones cutáneas que empeoran con la luz del sol.
- Depresión nerviosa, aprensión, pérdida de memoria, histeria.
- Confusión, manías y desorientación.
- Encefalopatías.
- Reflejos incontrolados, esquizofrenia.

Efectos sobre la sexualidad
Su carencia provoca alteraciones del carácter a veces atribuibles erróneamente a problemas de pareja. Ante cualquier desacuerdo, lo primero es tomar una dosis de vitaminas extras.

ÁCIDO FÓLICO

Procedencia:
Levadura de cerveza, hígado, patatas, espinacas y en general vegetales de hoja verde.

Acciones:
- Esencial para el crecimiento de las bacterias intestinales.
- Facilita el metabolismo de varios aminoácidos.
- Interviene en la síntesis de la colina y ciertas enzimas.

Síntomas carenciales:
- Anemia macrocítica y leucopenia.
- Alteraciones del carácter en el anciano con depresiones y demencias seniles falsas.
- Degeneración del sistema nervioso.

Efectos sobre la sexualidad

La carencia de esta vitamina no tiene un efecto directo sobre la sexualidad, pero en ancianos le lleva a un estado mental de confusión que le puede conducir a no desear ningún tipo de contacto sexual. También puede producirse una degeneración del sistema nervioso.

VITAMINA B-12

Procedencia

Riñones de buey, hígado de buey, carne de vaca, corazón, arenques, caballa, bacalao, leche de vaca, queso, huevos, algas espirulina y clorella.

Acciones:

- Está íntimamente relacionada con el ácido fólico.
- Interviene en el metabolismo general.
- Es esencial en la formación de los ácidos nucleicos.
- Tiene un papel decisivo en la síntesis de aminoácidos azufrados.
- Constituyente esencial en la síntesis de las proteínas.
- Interviene en la formación de fosfatos energéticos, manteniendo los niveles de ATP en los músculos.
- Mantiene en buen estado los niveles de glutatión, un aminoácido azufrado antioxidante.
- Necesaria en el metabolismo de los carbohidratos.
- Necesaria para el sistema hematopoyético.

Síntomas carenciales:
- Alteraciones nerviosas, movimientos incoordinados, gran excitabilidad.
- Cansancio crónico.
- Estancamiento del crecimiento infantil.
- Anemia perniciosa.
- Deficiencias en la capacidad para absorber nutrientes a nivel del tracto intestinal.
- Alteraciones en la médula ósea.
- Pérdida de la vaina de mielina en las fibras blancas de la médula espinal.
- Aumento del número de reticulocitos y disminución de los glóbulos rojos.
- Deterioro mental.

Efectos sobre la sexualidad

No tiene una acción directa sobre la esfera sexual ni la afectividad, pero dado que su carencia degenera en una anemia perniciosa es obvio que ante la extrema debilidad que ello conlleva se declare una falta total de deseo sexual y una impotencia en el varón.

ÁCIDO PANTOTÉNICO

Procedencia

Se encuentra en todos los tejidos animales y vegetales. Preferentemente en la carne de cerdo, el pescado marino, los huevos, la leche de vaca, la levadura de cerveza, la harina integral de trigo, las patatas, guisantes, alubias y en el zumo de naranja.

Acciones:
- Forma parte del ciclo de Krebs y, por tanto, de la transmisión de la energía.
- Interviene en el ciclo del ácido cítrico.
- Facilita la conversión de colina en acetilcolina.
- Favorece la desintoxicación de las drogas.
- Interviene en la formación del colesterol y las hormonas esteroides.

Síntomas carenciales:
- Alopecia y pérdida del pigmento.
- Ulceraciones cutáneas.
- Degeneración del sistema nervioso con convulsiones.
- Rinitis hemorrágica.
- Atrofia intestinal y distensión.
- Anemia hipocrómica por síntesis pobre de la hematina.
- Dolores de cabeza.
- Fatiga, mala coordinación motora, calambres musculares.
- Sensibilidad a la insulina y tendencia a la hipoglucemia.
- Pies ardientes.
- Faringitis de repetición.
- Ulceras varicosas y por decúbito.

Efectos sobre la sexualidad

Su efecto es indirecto y especialmente centrado en el sistema nervioso. También se declara una vejez prematura al nivel de piel y pelo, que indudablemente alterará nuestras relaciones sociales.

BIOTINA

Procedencia
Carne de vaca, de cerdo y de pollo. Leche de vaca, queso, huevos, harina integral de trigo, arroz integral, manzanas, naranja.

Acciones:
- Coenzima en el metabolismo de los hidratos de carbono, prótidos y grasas.
- Transformación del ácido pirúvico.
- Acelera el catabolismo de aminoácidos ramificados.
- Interviene en el metabolismo de la urea.
- Forma el ácido aspártico.

Síntomas carenciales:
- Dermatitis.
- Picores cutáneos.
- Piel grasa.
- Falta de pigmentación.
- Inflamación de las articulaciones.
- Malformaciones del feto.
- Alteraciones del tracto genital en varones y hembras.
- Disminución de la resistencia a las infecciones.
- Pelo áspero, seco
- Dolores musculares, laxitud.
- Anemia.

Efectos sobre la sexualidad:
Influye solamente en el buen desarrollo del embarazo y también en asegurar que las zonas genitales permanezcan elásticas, evitando que se resequen.

VITAMINA C

Procedencia:
Patatas, col, coles de Bruselas, coliflor, brécol, zanahorias, acerola, judías, escaramujos, naranja, limón y pomelo.

Acciones:
- Provoca la oxidación metabólica de algunos aminoácidos.
- Convierte al ácido fólico en su forma activa.
- Desempeña un papel esencial en el metabolismo y absorción del hierro.
- Necesaria para la elaboración del colágeno.
- Favorece la regeneración de los tejidos dañados.
- Estimula la actividad fagocítica.
- Está íntimamente relacionada con las actividades de la hormona suprarrenal.

Síntomas carenciales:
- Debilidad, laxitud.
- Irritabilidad, pérdida de peso.
- Dolores musculares y articulares.
- Pequeña hemorragias subcutáneas.
- Hipotensión.
- Hemorragias de nariz, retina y genitales.
- Débil resistencia a la infecciones.
- Anemia.
- Fragilidad capilar.
- Predisposición a la tuberculosis.

- Heridas de lenta cicatrización.
- Mala recuperación después de los trauma
  tismos y operaciones quirúrgicas.
- Encías sangrantes.
- Alteraciones del carácter.

Efectos sobre la sexualidad
No tiene un efecto directo sobre el aparato genital, aunque su relación con la glándula suprarrenal es muy alta y de ella depende la elaboración de ciertas hormonas andrógenas.
Su efecto hipertensor hace que también sea útil en casos de hipotensión y con ello la dificultad en mantener una erección el tiempo necesario.

ÁCIDO PARA AMINO BENZOICO

Procedencia
Levadura de cerveza, germen de trigo.

Acciones:
- Necesaria para el normal mantenimiento de la integridad de la piel.
- Imprescindible para lograr una flora intestinal adecuada.
- Acción favorable contra la vejez.
- Interviene en la pigmentación de piel y pelo.
- Protege de las radiaciones ultravioletas.
- Evita la proliferación y desarrollo de hongos.

Síntomas carenciales
- No se conocen síntomas carenciales de esta vitamina en el hombre.

Efectos sobre la sexualidad

Sus utilidades son muy controvertidas, ya que mientras para unos no tienen aplicaciones de interés, para otros es decisiva en el mantenimiento de la salud en general.

Según la doctora Aslan, la cual difundió su empleo junto con la procaína, esta vitamina es la más importante en la lucha contra el envejecimiento y su uso prolongado asegura una vejez intensa. Afirma que interviene en todas las glándulas endocrinas a las cuales estimula, favorece la curación de la potencia sexual, mantiene los genitales femeninos en buen estado para el coito, impide la esterilidad, cura las arrugas cutáneas y mejora el psiquismo.

MINERALES

CALCIO

Procedencia
Leche y productos lácteos, almendras, berros, sardinas, algas marinas, higos secos, judías, avena, miel sin refinar.

Acciones:
- Forma parte de los huesos y dientes.
- Necesario para la coagulación sanguínea.
- Imprescindible para la contracción muscular.
- Favorece la respuesta nerviosa a los estímulos.
- Favorece el mejor aprovechamiento del hie- r rro.
- Interviene en varios procesos enzimáticos.
- Necesario para el metabolismo de la vitamina D.
- Necesaria en el funcionamiento de la glándula paratiroides.

Síntomas carenciales:
- Crecimiento retardado en los niños.
- Raquitismo infantil.
- Huesos frágiles, osteoporosis en el adulto.
- Vejez prematura.
- Poca energía física y mala contracción muscular.
- Calambres y espasmos musculares.
- Insomnio.
- Alergias frecuentes.
- Molestias menstruales.
- Angustia.

Efectos sobre la sexualidad
No tiene ninguna acción directa demostrable. Su carencia, no obstante, puede afectar al carácter y a una insuficiente contracción muscular en el pene.

CROMO

Procedencia
Azúcar moreno, zumo de naranja, fructosa, melaza, miel, carne de vaca, levadura de cerveza, hígado, mariscos, mosto de uva, cereales integrales, riñones, setas.

Acciones:
- Actúa en unión a la insulina en la regulación del azúcar corporal.
- Facilita la tolerancia al azúcar.

Síntomas carenciales:
- Desarrollo de síntomas diabéticos.
- Tasas altas de colesterol en sangre.
- Predisposición a enfermedades cardiacas.

Efectos sobre la sexualidad
No tiene ninguno específico, aunque puede ser imprescindible en personas diabéticas, las cuales pueden encontrar una buena ayuda para mantener unas relaciones sexuales satisfactorias, especialmente los varones.

COBALTO

Procedencia
Cereales integrales, hígado, huevos, leche, legumbres, ostras, pescado, riñones.

Acciones:
- Forma parte del núcleo de la vitamina B-12.
- Necesario para la elaboración de las hor monas tiroideas.
- Interviene en todos los procesos metabólicos relacionados con el crecimiento.
- Es decisivo para controlar el buen estado de las arterias y venas.
- Actúa como un moderador sobre el sistema nervioso simpático.

Síntomas carenciales:
- Anemia
- Espasmos musculares.
- Varices e insuficiencia venosa en general.
- Hipertensión arterial.
- Tensión arterial descompensada.
- Arritmias, taquicardias.
- Ansiedad, angustia.

Efectos sobre la sexualidad

Puede ser de gran ayuda en aquellos casos de angustia por una relación sexual complicada o inesperada. Sirve, por tanto, para evitar que una descarga de adrenalina impida la erección.

COBRE

Procedencia

Mariscos, levadura de cerveza, hígado de vaca, germen de trigo, cacao, setas, perejil, judías, melaza, pescados, legumbres, frutos secos.

Acciones:
- Necesario para la formación de los hematíes.
- Interviene en el sistema defensivo.

- Interviene en el desarrollo de los huesos.
- Ayuda a la producción de los ácidos nucleicos.
- Interviene en la formación de la melanina.

Síntomas carenciales:
- Baja resistencia a las infecciones.
- Enfermedades articulares.
- Pigmentación de piel y pelo defectuosa.
- Anemia.
- Pelo muy duro, difícil de peinar.
- Gusto poco desarrollado.
- Elevación de las cifras de colesterol.
- Diarreas y retraso en el crecimiento.

Efectos sobre la sexualidad

No se le reconoce ninguna acción especial de interés salvo en las dismenorreas. Sin embargo, en unión al Zinc posee acciones muy potentes en toda la esfera genital.

FLÚOR

Procedencia

Albaricoque, arroz, cebada, espárragos, espinacas, patata, rábanos, té, tomate, trigo y uvas.

Acciones:
- Decisivo en la nutrición del hueso.
- Favorece el buen estado de los tejidos de sostén y ligamentos.
- Necesario para mantener la dureza del esmalte dentario.

Síntomas carenciales:
- Poca fertilidad en las mujeres.

- Anemia.
- Osteoporosis.
- Laxitud ligamentaria.
- Caries.
- Falta de brillo en los ojos.

Efectos sobre la sexualidad
No tiene.

YODO

Procedencia
La mayoría de los animales marinos. Algas, sal marina integral, musgo de Irlanda.

Acciones:
- Forma parte esencial de las hormonas tiroideas.
- Esencial en la producción de energía.
- Necesario en el crecimiento.
- Imprescindible en la reproducción.
- Necesario para el buen estado del sistema nervioso.
- Esencial para el buen estado de la piel y el pelo.

Síntomas carenciales:
- Bocio.
- Obesidad.
- Hipotiroidismo.
- Bajo crecimiento.
- Apatía, somnolencia.
- Desarrollo de niños con problemas, como sordera, cretinismo o poco crecimiento.
" Pelo y piel seco.

Efectos sobre la sexualidad

Aunque dosis extras no son recomendables, hay que asegurarse que nuestra alimentación contiene la necesaria cantidad de yodo, ya que cualquier déficit produce una larga serie de trastornos. La apatía por el sexo es muy acentuada, los embarazos son difíciles y es posible que no lleguen a término, existiendo un gran agotamiento en las relaciones sexuales y crisis emocionales frecuentes incluso en el momento del orgasmo.

HIERRO

Procedencia

Berros, carnes rojas, cereales, espinacas, hígado, legumbres, morcilla, corazón, mariscos, soja, albaricoques, sardinas, melaza de caña, almendras, semillas de calabaza, ciruelas pasas, pan integral, levadura de cerveza y pescado.

Acciones:
- Esencial en la formación de la hemoglobina.
- Favorece la oxigenación sanguínea.
- Normaliza la función enzimática.

Síntomas carenciales:
- Falta de energía.
- Predisposición a las infecciones.
- Disnea, falta de aire.
- Dificultad para tragar.
- Crisis frecuentes de angina de pecho.
- Mala circulación sanguínea.

Efectos sobre la sexualidad

Sin ser un afrodisíaco, en las mujeres una cura de hierro ejerce siempre efectos muy positivos en la apetencia para mantener relaciones sexuales.

Siempre que notemos agotamiento prematuro durante el acto sexual, falta de aire, sensación de ahogo o cansancio extremo, será necesario que nos hagamos un análisis de sangre, ya que es posible que exista carencia de este mineral.

POTASIO

Procedencia

Aceitunas, albaricoques, achicoria, alcachofas, apio, cereales integrales, cerezas, cebolla, dátiles, espinacas, judías verdes, lentejas, maíz, mantequilla, manzanas, melocotón, moras, plátanos, naranjas, peras, puerros, sal, uvas.

Acciones:
- Esencial en la transmisión del impulso nervioso.
- Mantiene a las células con la hidratación adecuada.
- Esencial para la función cardiaca.
- Catalizador de glúcidos y proteínas.
- Esencial en el mantenimiento de la ósmosis.
- Mantiene el agua dentro de las células.
- Indispensable en la relajación muscular.
- Esencial en el equilibrio ácido-base de la sangre.
- Interviene en numerosas reacciones enzimáticas.
- Ayuda a eliminar líquidos.

Síntomas carenciales:
- Insuficiencia cardiaca
- Calambres musculares.
- Astenia.
- Debilidad muscular.
- Confusión mental.

- Pérdida de los reflejos.
- Abdomen abultado.
- Piel seca.
- Presión arterial alta.
- Tensión premenstrual
- Taquicardias.
- Edemas.

Efectos sobre la sexualidad

Es esencial para aquellas personas que están tomando diuréticos y que acusan problemas en la erección, tanto para lograrla como para mantenerla. También lo deberán tomar quienes tienen insuficiencia cardiaca no compensada. Las personas que sudan mucho deberán tomar suplementos de potasio y quizá de sodio.

SELENIO

Procedencia

Alimentos marinos, algas, ginseng, eleuterococo, cereales integrales.

Acciones:

- Eficaz antioxidante.
- Interviene en el metabolismo de la vitamina E.
- Protector cardiaco.
- Evita la degeneración celular.
- Esencial en la reproducción.
- Mantiene los testículos y las glándulas seminales en buen estado.
- Controla la producción de prostaglandinas.
- Mantiene los vasos sanguíneos en buen estado.

- Neutraliza los niveles altos de cadmio y otros metales pesados.
- Ejerce como anticontaminante.

Síntomas carenciales:
- Caspa rebelde al tratamiento.
- Distrofias musculares.
- Necrosis hepática.
- Alteraciones en la absorción de vitamina E.
- Esterilidad masculina.
- Artritis y artrosis.
- Angina de pecho de repetición.
- Vista cansada.
- Astenia sexual.

Afectos sobre la sexualidad

Aunque las acciones del selenio todavía son objeto de controversia, parece seguro su relación con la vitamina E y es probable que ambos deban de estar presentes al mismo tiempo y en cantidad suficiente. En este sentido será imprescindible para todo el proceso germinativo, especialmente en el varón, ya que se ha detectado concentraciones muy altas de selenio en los testículos.

Una dosis adecuada de selenio orgánico (nunca de selenito sódico) mantendrá las glándulas genitales en buen estado, evitará su atrofia prematura y será un estímulo para el sistema endocrino. También mantendrá los vasos sanguíneos que provocan la erección en buena elasticidad, lo mismo que ayudará a mantener el buen tono muscular de los órganos de la erección.

SÍLICE

No se le reconoce ninguna utilidad en las funciones sexuales

SODIO

Procedencia
Prácticamente está presente en todos los alimentos disponibles.

Acciones:
- Mantiene el equilibrio hídrico de las células en unión al potasio.
- Forma parte de la estructura de los huesos.
- Esencial para el mantenimiento de la presión arterial.
- Indispensable para que se realicen los procesos digestivos.
- Retiene líquidos a nivel renal.
- Mantiene la presión osmótica.

Síntomas carenciales:
- Hipotensión arterial.
- Cansancio, debilidad.
- Poca contracción muscular.
- Sudores profundos.
- Malas digestiones, con gases.
- Aumento de la diuresis.

Efectos sobre la sexualidad
La guerra injustificada que se ha realizado contra la sal supone un gran error que causa no pocos males. Como cualquier otro nutriente esencial, y la sal lo es, los excesos pueden causar tanto mal como las carencias, pero es cuestión de saber dónde está la justa medida.

En la esfera sexual un exceso de sal indudablemente perjudica la longevidad en este aspecto, pero una carencia provocará un agotamiento prematuro durante el coito y una gran dificultad en mantener la erección.

AZUFRE

Procedencia
Ajo, albaricoques, almendras, arroz, avena, berros, cebolla, cereza, col, dátil, fresas, lentejas, melocotón, naranja, nueces, patatas, pepino, pera y puerro.

Acciones:
- Interviene en la formación de los huesos, dientes y tendones.
- Es desintoxicante hepático.
  Forma parte de las proteínas.
- Forma parte de la estructura celular del pelo, uñas y piel.

Síntomas carenciales:
- Debilidad del tejido conjuntivo y dérmico.
- Dermatitis.
- Piel y cabello graso.
- Mal funcionamiento hepático.

Efectos sobre la sexualidad
No se le reconocen efectos directos sobre la sexualidad.

CINC

Procedencia
Carne, col, champiñones, espinacas, lechuga, marisco, melocotón, naranja, pescado, remolacha, tomate, trigo, yema de huevo, zanahorias.

Acciones:
- Favorece la formación de insulina.
- Regula la producción de hormonas gonadotropinas.

- Esencial en la función testicular.
- Esencial para la formación de esperma y líquido prostático.
- Mantiene a los espermatozoides con la adecuada movilidad.
- Regula la función de la hipófisis.
- Estimula la producción de prostaglandinas.

Síntomas carenciales:
- Hipogonadismo.
- Criptoquirdia.
- Hipertrofia de próstata.
- Enuresis nocturna.
- Diabetes.
- Visión defectuosa.
- Esterilidad.
- Amenorrea.
- Dermatitis infantil con diarreas.
- Crecimiento defectuoso de piel y uñas.
- Dificultad al tragar.
- Pérdida del sentido del gusto y el olfato.
- Impotencia.
- Heridas de mala cicatrización.

Efectos sobre la sexualidad

Se trata de uno de los oligoelementos más importantes en la esfera sexual, tanto en el aspecto de la fertilidad, como en la potencia y buena salud de los testículos. Su acción sobre la próstata es decisiva y, por tanto, pasa a ser un elemento vital en las personas mayores.

Su uso es imprescindible en cualquier causa de esterilidad y para mantener una vida sexual activa durante toda la vida.

MANGANESO

Procedencia
Apio, arroz, berros, cebolla, cerezas, ciruelas, col, champiñones, escarola, espárragos, lechuga, manzana, nueces, patatas, peras, polen, remolacha, soja, zanahorias.

Acciones:
- Equilibrante del tiroides.
- Activa multitud de procesos enzimáticos.
- Necesario para la formación del niño durante la gestación.
- Necesario para un parto placentero.
- Interviene en la formación de los ácidos nucleicos.
- Interviene en el carácter.

Síntomas carenciales:
- Desarrollo estatural insuficiente.
- Poca capacidad fecundativa.
- Nacimiento de fetos muertos.
- Defectos en la formación de los huesos.
- Anemia.
- Artrosis e inflamaciones.
- Pérdida de peso.
- Dermatitis.
- Náuseas.
- Nivel de colesterol insuficiente.
- Degeneración grasa del hígado.

Efectos sobre la sexualidad
Su acción se centra especialmente en asegurar un embarazo y un parto correctos. También es necesario para una buena fertilidad.

MAGNESIO

Procedencia

Albaricoque, almendras, avellanas, avena, castañas, dátiles, espinacas, judías verdes, melocotón, naranja, peras, polen, patatas, remolacha, zanahorias.

Acciones:

- Actúa sobre el metabolismo de los glúcidos y prótidos.
- Estimula la excreción de bilis.
- Evita la degeneración grasa del hígado.
- Interviene en la transmisión neuro muscular.
- Favorece la coagulación sanguínea.
- Junto con el calcio y el potasio interviene en el equilibrio celular.

Síntomas carenciales:

- Posibilidad de alteraciones cardiacas.
- Contracciones musculares frecuentes.
- Dolor de cuello y cervicales.
- Debilidad muscular.
- Depresión.
- Vértigo.
- Excitabilidad nerviosa.
- Espasmos, calambres.

Efectos sobre la sexualidad

Aunque no tienen una acción directa parece ser que su consumo favorece una placentera y relajante relación sexual. Es adecuado cuando por algún motivo existan problemas de tensión muscular o intranquilidad afectiva que aconseje un moderado efecto relajante.

FÓSFORO

Procedencia
Ajo, alcachofas, almendras, apio, arroz, avellanas, avena, cebollas, col, coliflor, ciruelas, escarola, espinacas, fresas, guisantes, lechuga, lentejas, manzanas, nueces, patata, pepino, puerros, leche, setas, tomates.

Acciones:
- Interviene en la formación del ATP.
- Imprescindible en la formación y mantenimiento de los huesos.
- Decisivo en el metabolismo muscular.
- Esencial en las funciones cerebrales.
- Mantiene el calcio en equilibrio.
- Acción sobre el sistema nervioso.

Síntomas carenciales:
- Mala formación ósea.
- Deficiente memoria y capacidad de concentración.
- Poca producción de energía.
- Huesos débiles y doloridos.

Efectos sobre la sexualidad
Es el mineral más importante en la producción de energía y, por tanto, debe consumirse siempre que exista fatiga sexual o agotamiento prematuro.

OTROS MINERALES IMPORTANTES PARA
LA SEXUALIDAD

Cobre, oro y plata

La unión de estos tres oligoelementos se ha demostrado muy eficaz en las disfunciones sexuales producidas por una vejez prematura, senectud y después de largas enfermedades debilitantes. Aunque su efecto no es inmediato es muy potente y sus efectos duran mucho tiempo.

Germanio

Este oligoelemento es también muy importante para el mantenimiento de una buena fortaleza sexual ya que, entre otras acciones, proporciona una buena oxigenación a los músculos, fortalece el hígado y el corazón y corrige la vejez prematura.

Otros remedios

Jalea Real

No es un afrodisíaco pero rejuvenece todo, absolutamente todo. Con el paso de los días nuestras mermadas fuerzas volverán a renacer con la energía de pasados años, la piel se volverá tersa y sin arrugas, mejorará nuestro pelo y uñas, además de ponernos a nuestras defensas orgánicas en pie de guerra. Tome al menos un gramo diario de Jalea real durante tres meses. Su pareja se lo agradecerá.

Balnearios

No crea que son lugares para viejos. Para la tercera edad son inmejorables, cierto, pero también lo son para una persona que quiera entregarse a pasiones eróticas desenfrenadas. Después de pasar quince días de relax, buena alimentación, baños de lodo, termales y sulfurosos, estaremos dispuestos a realizar toda clase de diabluras con nuestra pareja.

Playa nudista

Entre el sol, la playa y la contemplación de tanto humano desnudo, lo más probable es que al llegar a su casa esté más dispuesto que nunca a practicar nuevas proezas sexuales.

Baño caliente

Solamente es útil tomado a dúo. Ahora bien, si no entráis los dos juntos podéis probar con la ducha o simplemente dedicaros a lavaros uno a otro.

Si hay sitio para los dos prepara antes una infusión bien cargada con romero, menta, salvia, orégano, enebro y nuez moscada. Lo más probable es que no salgáis del baño en muchas horas.

Aceites para masajes

Me refiero a los masajes íntimos y para ello prueba con aceite de romero, de hinojo o hamamelis. Para los hombres nada mejor que un aceite de almendras dulces con extracto de jengibre. Otra receta muy eficaz, en este caso para órganos viriles que se resisten a ponerse firmes, se hace con aceite, un poco de nuez moscada, pimienta negra y algo de bálsamo del Perú. Si el problema es de eyaculación precoz se le añade una pizca de esencia de clavo.

Comidas en salsa

Las que ahora comentamos fueron puestas de moda por Marlon Brando en la película "Mi último tango en París", empezando por untar ciertas partes íntimas con mantequilla. Otras recetas van desde echar licor entre los pechos y beberlo justo abajo, entre los matorrales; beber champán previamente puesto en remojo en los zapatos de la amada; preparar una confitura a partir de pezón y miel, o comer un cóctel de mariscos justo encima del ombligo. Si saben alguna receta mejor no duden en divulgarla entre sus amigos, como por ejemplo, los higos en su jugo, pero no les inviten a su comida privada.

Perfumes

El perfume en esto del amor le debería escoger la pareja y nunca uno mismo. Si a fin de cuentas quien va estar cara a cara somos nosotros, 'tete a tete' que se dice, lo lógico es que escojamos el que mejor cuadre con nuestros instintos. Lo mejor que puede hacer es escoger tres o cuatro e irlos poniendo en diferentes sitios del cuerpo de su pareja. Acérquese bien y comience a oler. Cuando llegue a un sitio en el cual no pueda separarse de puro furor, anote cuál es el nombre del perfume y ya no cambie de marca.

Un perfume muy popular para el pubis se hace a partir de alcohol, esencia de geranio y una pizca de clavo.

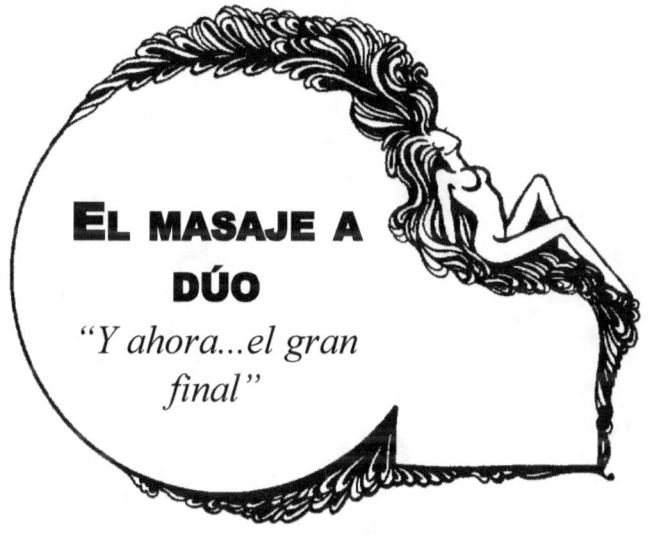

CAPÍTULO 8

EL MASAJE A DÚO

"Y ahora...el gran final"

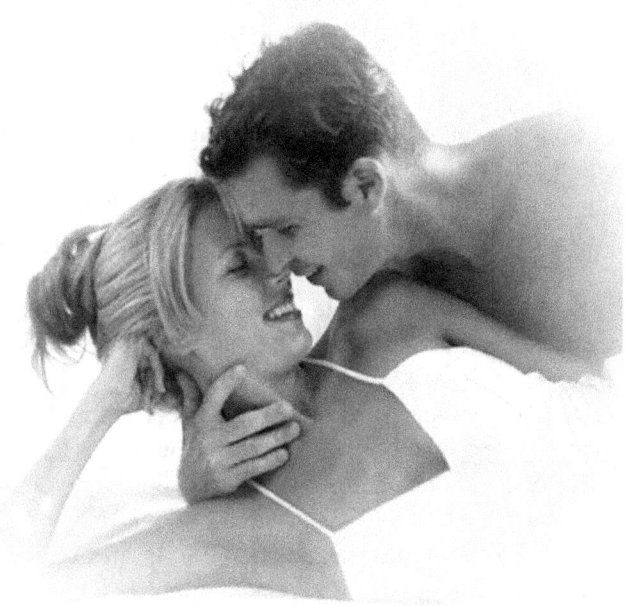

Si ya ha seleccionado a la persona que tendrá el inmenso honor de acostarse con usted y si, además, ésta persona le ha dicho ya que sí, que está dispuesta, y si ya han concretado día, hora y sitio, es el momento de ponerse manos a la obra.

Pero esa cita no debe ser una más, pues ya sabe que primero hay que presentarse adecuadamente arreglado y vestido, dar un paseo por algún lugar romántico para ir rompiendo el hielo, preparar una comida sabrosa y afrodisíaca que provoque un aumento imparable de la temperatura, tomar un postre con un licor que nos caliente aún más, y darse una ducha juntos que genere tal tensión al cuerpo que nos ponga al rojo vivo.

Pero todo esto será solamente el preludio de un juego que nos llevará al Paraíso de los enamorados, ya que antes de entrar en faena deberemos efectuar un masaje a dúo que nos haga enloquecer de pasión.

Pero ¿qué es lo que diferencia un masaje efectuado por la persona amada a otro que nos pueda dar un masajista? Hay quien opina que se trata simplemente de la zona a tocar, ya que obviamente el masajista no nos va a manipular los genitales, salvo que esté de buen ver. Si estamos convencidos de que nosotros solamente necesitamos unas caricias en nuestro cuerpo, lo mejor que podemos hacer es acudir a una de las muchas masajistas sexuales que se anuncian en los periódicos.

Según cuentan, son capaces de hacer maravillas con sus manos y dependerá de lo que les paguemos pasarán a manipulaciones más profundas. Para las mujeres también hay ofertas, pero está algo más escondida bajo nombres como: "Masajista varonil experimentado", "Masajes completos", o "Masajista con buena presencia se ofrece a domicilio"

Ahora bien, lo que se puede sentir manteniendo un contacto amoroso con una persona a la que amamos y nos corresponde, no tiene similitud alguna con nada de lo que podamos hacer con esos masajistas sexuales. Hacer el amor, con todo el preludio anteriormente descrito, con una persona a la que estamos también unidos afectivamente, no tiene ningún parecido con el resto de intercambios eróticos que tanto abundan. La conjunción de amor y sexo sigue siendo la mejor opción.

El masaje erótico

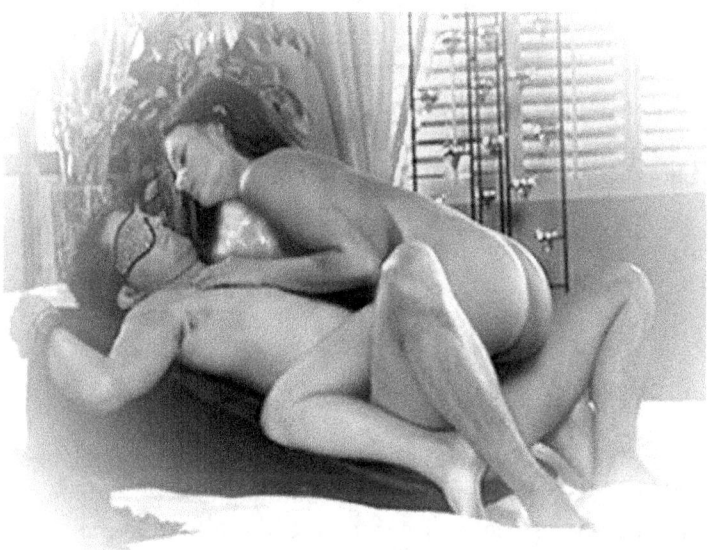

Y ahora, manos al cuerpo del otro.

En sí, los masajes amorosos no se diferencian de los terapéuticos o relajantes salvo que aquí no solamente buscamos el placer de la otra persona sino el nuestro también, puesto que tan agradable es que nos den un masaje como darlo a una persona a la que tratamos de dar placer. La cara de satisfacción que pone nuestra pareja cuando recibe el masaje nos puede encender todos nuestros resortes sexuales, tanto como cuando nos lo dan a nosotros.

Antes de empezar no hay que olvidar un hecho físico importante: el hombre puede sentir el orgasmo antes que la mujer y por ello el juego amoroso quizá acabe en un momento no deseado. Si conocemos nuestra manera de sentir hay que valorar antes de comenzar qué es lo que esperamos de ese momento y cuánto tiempo es el que nos gustaría dedicar a sentir sensaciones placenteras. Es bien sabido que la mujer puede ser multiorgásmica en una misma noche -o día- mientras que el varón una vez que siente el orgasmo tiene un período refractario que le imposibilita física y hasta psíquicamente volver a intentarlo. Por ello, si existe la posibilidad de que solamente podamos realizar una sola vez el coito y nos gustaría que la orgía durase toda la noche, hasta enlazar con un chocolate con churros matutino, debemos poner especial cuidado en no estimular directamente los genitales del varón desde los primeros momentos. Ese plato fuerte hay que dejarlo para el final, para cuando la mujer ya está al borde del delirio.

Relajar o estimular

Primer requisito: no te lo tomes muy en serio; relájate y bromea con tu compañera/o continuamente. Mediante el masaje podrás sentir placer tanto como el que lo recibe, así que piensa también un poco en ti y disfrutar con el sobo que vas a otorgar.

Una vez que empieces tu trabajo deberás buscar cualquier rincón escondido de su cuerpo, evitando por supuesto hacer cosquillas, ya que pueden suponer un freno inmediato a la estimulación sexual. Pronto notarás que hay pliegues y rincones tremendamente erógenos y que pasan desapercibidos incluso para todos nosotros, pero no te concentres en ellos de momento, no abuses, ya que en la primera fase de lo que se trata es de relajar, no de hacerle vibrar enseguida. Sé que es un impulso muy fuerte empezar a manipular las zonas sensibles (pene o vagina), pero deja el plato fuerte para el final, cuando la caldera ya esté a tope.

Debes tener en cuenta igualmente que no se trata de presionar o golpear el cuerpo del otro, al modo de los masajes terapéuticos, sino más bien de efectuar caricias que despierten sensaciones dormidas o que nunca existieron.

Se trata de prepararle para el coito y para ello debes emplear más tus reflejos eróticos que tus conocimientos del cuerpo humano. No hay duda que un suave pase de tus manos por todo su cuerpo es algo sumamente placentero y que provoca un sentimiento de cariño hacia ti por parte del que lo recibe; nadie odia a quien nos da placer, al menos en ese momento.

Este primer contacto calentará la piel (y lo demás) y relajará los músculos agarrotados, al mismo tiempo que estimulará todo el sistema linfático y hará mucho más sensibles a las terminaciones nerviosas que existen en la piel. Con el paso del tiempo y a base de tanto magreo, el cuerpo se hace sumamente sensible al contacto y se desarrolla una curva ascendente de placer que no tiene fin. Al contrario que ocurre con otras actividades humanas, cuantas más veces realices el amor más ganas tendrás de volver a intentarlo de nuevo. La abstinencia no crea apetito sino anorexia, ya que el cuerpo se acostumbra a todo.

Los preparativos

Como damos por supuesto que ambos vais a estar desnudos, es imperativo que la habitación no esté fría. En este sentido hay que distinguir entre verano e invierno, ya que hay sensibles diferencias. En invierno el masaje produce también un aumento del calor corporal muy agradable, pero en verano ese mismo calor puede hacerse insoportable, por lo que hay que cambiar la técnica y pasar a manipulaciones más suaves, sin roces excesivos.

Y ahora ya tenemos a tu pareja tumbada, desnuda, y dispuesta a que la hagas volar a otro mundo a base de fuertes sensaciones. Lo que no sabemos es por qué, cuando pedimos que alguien nos dé un masaje, por instinto nos ponemos boca abajo, cuando es obvio que en el masaje sexual las zonas más importantes están frontalmente.

Como el orden tampoco importa, quizá sea mejor así, ya que a fin de cuentas la primera fase debe ser de relax, no de estimulación.

La postura más difundida consiste en que tú, el masajista, te pongas encima de tu pareja justo en los muslos y desde ahí empieces a tocar sus hombros. Si como suponemos ya habías pensado en ello, no olvides que el simple contacto físico entre ambos ya puede empezar a calentar motores, pues estamos apoyando nada menos que nuestros genitales en su cuerpo, y si a un hombre excitado se le reconoce enseguida a una mujer también, aunque no precisamente por su dureza.

Si tienes la intención de que el masaje sea prolongado (evita tu propio agotamiento), mejor te aprovisionas de un aceite adecuado, especialmente uno muy oloroso. En este sentido, puedes emplear como lubricante base el aceite de almendras dulces, el de semillas de uva o en su defecto incluso el de oliva, todos pueden servirte por igual. Lo que es muy conveniente es que lo mezcles con algún aceite esencial adecuado para la ocasión y que pueden ser de romero (muy estimulante), de salvia (especial para la mujer), de menta (adecuado en verano por el frescor que proporciona) o de ajedrea (para casos de frigidez).

Aceites esenciales

Con el fin de hacerte las cosas más fáciles y de que junto con el masaje sexual logres también algún efecto curativo en tu pareja, esta es una relación de las esencias más importantes y los efectos que pueden provocar. No utilices más de cinco gotas por cada sesión, ya que su absorción es muy alta y sus efectos también.

Ajedrea
Afrodisíaca, fatiga mental, espasmos digestivos, fatiga sexual.

Ajo
Aunque es muy eficaz y estimulante, su olor obliga a desecharlo, a no ser que queramos comer algún manjar al ajillo.

Albahaca
Fortalece las glándulas suprarrenales, estimula el sistema nervioso y provoca la menstruación.

Anís
He aquí una esencia que nos puede obligar a pasar la lengua por las zonas tratadas. Nada que objetar a ello, ya que para dar masaje hasta la boca nos vale y es muy estimulante.

Artemisa
Regula las funciones ováricas y mejora las secreciones biliares.

Bergamota
Es un activador del bronceado de muy agradable olor. Si el masaje lo das en la playa (ojo a los mirones; el que quiera aprender que practique) te evitarás el bronceador.

Canela
Si lo aplicas puede que confundas su cuerpo con algún postre sabroso, así que detente un poco para hincar el diente. Es afrodisíaco femenino, y corrige la astenia y los flujos vaginales excesivos.

Clavo

Potente anestésico, por lo que si quieres evitar una eyaculación precoz puedes emplearlo allí donde exista mucha sensibilidad. Ten cuidado porque es muy activo, así que con una sola gota disuelta en aceite es suficiente.

Ciprés

Ideal para mejorar las varices y hemorroides, así que concéntrate en los bajos.

Geranio

Ideal para aplicarlo en el campo, ya que repele a los insectos. Es muy aromático, tónico, mejora la fertilidad y ayuda a mantener los senos elevados. No desaproveches la ocasión y trabaja intensamente esa zona.

Enebro

Es tónico, sudorífico y mejora las menstruaciones dolorosas.

Eucalipto

Efectúa un buen masaje en el tórax para que te haga creer que estás en pleno bosque.

Hisopo

Cura las alergias de un modo espectacular. Aumenta la tensión arterial y provoca el período.

Lavanda

El Espliego es casi lo mismo y ambos son el aroma más adecuado para el relax y la concordia. Controla las taquicardias excesivas, la histeria, la neurastenia y hasta los corazones delicados. Ideal para las reconciliaciones.

Limón

Imprescindible si a tu pareja le duele siempre la cabeza antes de...

Manzanilla

Mejora las depresiones, el insomnio (ten cuidado no se te duerma en tus brazos), los dolores de cabeza y las molestias gástricas.

Mejorana

Solamente utilízala si tu pareja es demasiado fogosa y eso te crea problemas, ya que apacigua un poco las pasiones desatadas; y eso mismo va para el Lúpulo.

Melisa

Esta es una esencia que no puede faltar allá donde exista una mujer necesitada de amor. Corrige la mayoría de los problemas de carácter, estabiliza las funciones hormonales y las predispone a ser amadas sin reservas, con total complacencia.

Menta

Es estimulante, afrodisíaca, combate el insomnio, provoca el período y mejora las funciones hepáticas.

Naranjo amargo

También lo puedes encontrar bajo el nombre de Azahar. Favorece el sueño, así que si tu intención es seguir con la juerga después del masaje no lo utilices.

Orégano

Las indicaciones son las mismas que para la Mejorana, por lo que utilízala si tu pareja femenina tiende a la infidelidad como remedio a su furor uterino.

Romero

Es un buen estimulante, ligero afrodisíaco, mejora las funciones biliares, alivia los dolores reumáticos, sube la tensión, elimina la fatiga, las jaquecas y baja el colesterol.

Salvia

Es la mejor esencia para la mujer. Activa su sistema endocrino, mejora su salud en general, suaviza las arrugas, aumenta la tensión, estabiliza su sistema nervioso, quita neurastenias y neurosis, además de ser imprescindible en la menopausia. Si tu pareja está ya en esta edad no dudes en emplear esta esencia y así te creerás que tienes una jovencita debajo (o encima) de ti.

Sándalo

Con sus aromas conseguirás creerte de verdad eso del Séptimo Cielo y pensarás que tienes a tu lado a la pareja soñada, aunque en realidad sea poco más que una escoba con dos palos.

Tomillo

Si tu pareja está siempre resfriada y por ello te deja la mitad de los días sin juerga amorosa, empléate a fondo con esta esencia y verás como se resuelve tu problema. También sirve como estimulante, antifatiga, fortalecedor de la memoria, hipertensor y emenagogo.

Ylang-Ylang

Como siempre son los orientales quienes nos dicen lo que es mejor para el sexo. Esta esencia es un buen afrodisíaco para la mujer, además de controlar la taquicardia y la hipertensión.

EMPIEZAN LOS MASAJES

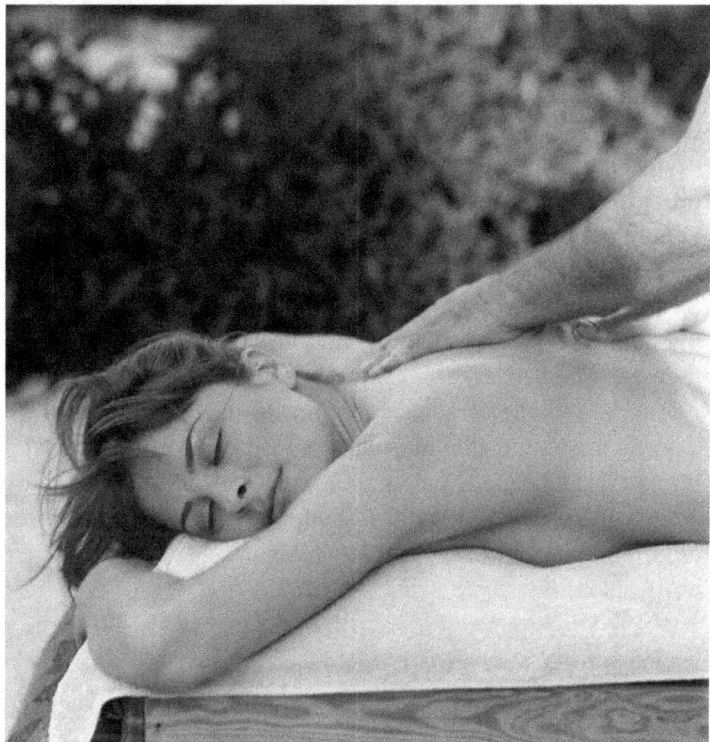

Ahora si que está todo a punto para el masaje: ya tiene la habitación calentita, la cama dispuesta, suficiente intimidad para que nadie os interrumpa (a no ser que alguien se quiera sumar a la fiesta), estáis ambos desnudos, tu pareja encima de ti y el aceite de masaje con la esencia adecuada.

Relaja a tu pareja

Si ya lleváis casados algunos años es posible que este apartado no te sea de gran ayuda, a no ser que vuestra relación vaya francamente mal y pienses que con este cambio de sistema en el modo de hacer el amor mejoren las cosas.

Pues para estos casos y para aquellos en los cuales todo sea una novedad, ya sabéis, la primera cita, el primer polvo y hasta la primera infidelidad, lo mejor es aliviar tensiones.

Cuando la mente está tensa el cuerpo también lo está y los músculos se tornan rígidos e incapaces de relajarse. Si a pesar de ello queréis llegar al coito con rapidez, lo que se produce es una explosión de la tensión, una liberación, pero no el estado de plenitud que se da cuando todo ha empezado y terminado bien.

Lo que se recomienda es empezar con alguna charla que alivie las tensiones y los miedos, conversación que es mucho más fácil de realizar mientras uno de los dos acaricia suavemente el cuerpo del otro. Lo mejor es que aquel que reciba el masaje sea el que está más preocupado o tenso.

Hay dos zonas que más acusan los nerviosismos: el estómago y la pelvis, además de por supuesto los genitales. Pero como quiera que ya hemos dicho que el plato fuerte hay que dejarlo para lo último, es mejor trabajar las dos zonas menos erotizantes.

La pelvis

Nadie duda que la pelvis sea una zona vital, habida cuenta del movimiento tan frenético a la que es sometida durante el coito. Movimiento arriba, movimiento abajo, debe estar lo suficientemente relajada para que no nos agotemos en los primeros vaivenes, ni tan tensa que más que un movimiento sea un golpeteo contra la pelvis del otro. Otra particularidad que tiene la pelvis -la cadera- es que en el momento de mayor pasión suele ser autónoma, no necesita la ayuda de la mente para moverse adecuadamente, aclimatándose perfectamente a los movimientos de tu pareja y a las características de los genitales. Si está lo suficientemente relajada se moverá eficazmente y sin esfuerzo.

Ponte lateralmente a tu pareja, pídele que flexione una de sus rodillas y que la lleve hacia ti. Coge con tus manos una de las dos caderas y levántala suavemente hacia ti. Déjala caer después lentamente y haz lo mismo con la otra cadera.

Ahora pon tu mano sobre el pubis y pídele que relaje esa zona a voluntad, mientras tú sigues presionando suavemente esa zona, alternando con los pliegues de la ingle. Cuando hayas realizado varios pases, pídele que ahora trate de hundir la pelvis hacia la cama, pero más con la mente que con el cuerpo.

El vientre

Estamos ahora en una zona muy sensible, llena de órganos vitales que no cuentan con la protección de los huesos. Las manipulaciones deben hacerse al compás de la respiración y con las manos bien calientes. Los movimientos circulares, en el mismo sentido que las agujas del reloj, mientras que con la otra mano sujetas suavemente la cadera. Cuando pases a una zona lateral, sujeta con una mano la cadera mientras que con la otra realizas las caricias circulares.

Coge los costados con ambas manos y tira hacia ti suavemente, como tratando de levantar la pelvis, aunque no debes levantarla lo más mínimo. Este masaje es especialmente placentero y el primero de aquellos que excitan la libido.

Piernas

Especialmente la cara interna de los muslos constituye una zona muy erógena, siempre y cuando lo hagamos como una simple caricia, muy suave y sin profundizar. Recuerda que estamos dando un masaje erótico, no uno terapéutico. Cada caricia que realices debe movilizar los sentidos y hacer desear una relación más profunda.

Primero deberás liberar a los músculos de cualquier tensión o agarrotamiento, activando al mismo tiempo la circulación de retorno.

Para lograrlo, bastará conque realices un suave frotamiento en las pantorrillas hacia arriba. En el momento en que estés dando el masaje a la cara interna de los muslos, pide a tu pareja que contraiga voluntariamente el esfínter anal. Este movimiento sincronizado con el tuyo estimulará enérgicamente los genitales, especialmente aquellos músculos que intervienen en el orgasmo.

Otra zona muy sensible son los pliegues de la ingle, los cuales agradecen el más mínimo roce. No toques los genitales, aunque te lo pidan a gritos, ya que así el efecto es mucho más intenso.

Para final, no te olvides de los pies, los cuales de tanto mal trato diario están deseando que alguien los acaricie de vez en cuando. Empezando por el empeine, siguiendo por el tobillo y continuando por la planta de los pies (si hay cosquillas, olvídalo), deberás terminar con un masaje profundo a los dedos, no solamente con tus manos sino, y muy importante, con tu boca. El dedo gordo es especialmente agradecido a estos chupeteos.

Como colofón realiza algunos estiramientos de las piernas, por ejemplo abriéndoselas en forma de uve, sin forzar. Después flexiona sus rodillas, pónselas hacia el pecho y abre de nuevo sus piernas. Este movimiento de apertura y flexibilidad es especialmente útil en las mujeres, no solamente por cuestiones anatómicas (así hacen el amor, así dan a luz), sino porque las relaja enormemente los órganos genitales y las dejan muy predispuestas a recibir al ansioso varón.

La cabeza y el cuello

Ya sabemos que cuando tenemos a nuestro alcance un suculento cuello, libre de ropas y reposando plácidamente sobre la cama (tira la almohada a un lado), nos entran unas grandes tentaciones de mordisquearlo, pero en este caso debemos frenar nuestros instintos y empezar a trabajar con las manos.

Especialmente agradecido y erótico es el masaje del cuero cabelludo, lentamente y con movimientos circulares, para pasar después a la estimulación de la oreja (no metas el dedo), los párpados cerrados, acariciar suavemente los labios entreabiertos, para terminar con unas caricias en la mejilla. Si todavía no habéis comenzado a besaros apasionadamente indicará, o bien que os odiáis, o que estáis dispuestos a aguantar hasta el final con tal de cargar las pilas a tope.

Los glúteos

Tan enormes, tan mirados y tan acariciados desde la niñez, estos músculos son también centro de tensiones y contracciones continuas. Basta acariciarlos suavemente para saber cuál es el verdadero estado emocional de la persona en cuestión, al menos si está relajada o no. Los glúteos son una zona corporal que se contrae involuntariamente cuando estamos nerviosos, inseguros de nosotros mismos y deseando que lo que hemos empezado termine cuanto antes. Por eso, hasta que no los relaje totalmente es mejor no pasar a otros asuntos.

Dado que estamos haciendo un masaje estimulante de los sentidos puedes probar a realizar pequeños azotes, insignificantes cachetes que estimulen la circulación y los hagan entrar en calor. Las mujeres, ¡o curiosidad de la naturaleza!, suelen tener unos glúteos eternamente fríos, por lo que es imprescindible calentárselos un poco antes. Los cachetes, además de hacerlos entrar en calor, obligan a relajarlos en un acto de aceptación del placer, de abandonarse en brazos de otro.

En el acto sexual no hay lugar para rivalidades feministas o pulsos de poder; solamente se trata de pasarlo bien.

El pecho

Como es lógico, no es lo mismo el pecho masculino que el femenino, ya que aparte de las diferencias anatómicas, la sensibilidad es también muy diferente. Lo curioso del caso, y esto es algo que facilita las cosas, es que a la mujer le gusta que le toquen los pechos tanto como al hombre tocárselos. Por ello no es extraño que la mujer cuide tanto sus mamas, que las dé tanta importancia en el conjunto estético de su cuerpo, y de que sea muy consciente del poder de seducción que poseen.

A la hora de dar masajes en el pecho femenino hay, sin embargo, algunas reglas de oro: nunca apretar, nunca aplastarlos y nunca insistir una y otra vez en los pezones. Los masajes serán circulares, suaves y sin insistir demasiado. No te olvides de dar un ligero masaje también al músculo pectoral, el cual llega hasta la axila.

¡HA LLEGADO EL MOMENTO CUMBRE!

Ya tenemos a nuestra pareja dispuesta a todo, lo mismo que lo estamos nosotros, ya que si la persona que ha recibido el masaje lo ha pasado bien, imagínense como lo ha pasado quien ha acariciado hasta el último rincón del cuerpo del otro. En este caso no solamente han sido las manos las que han recibido el beneficio sino la vista, la cual ha estado pendiente en todo momento de las reacciones del otro, sus movimientos y ha recorrido cada centímetro de epidermis sin perder detalle.

Ahora viene el otro masaje, el íntimo, aquél que ningún masajista profesional será capaz de darte.

Tumbado el compañero/a boca abajo, siéntate encima de él y realiza un masaje con tus nalgas y tus genitales. Recorre así sus glúteos, sus muslos y su espalda, una y otra vez.

Después túmbate parcialmente encima y emplea ahora tu vientre y si eres mujer tus pechos, para acariciarle de nuevo en un recorrido sin fin. Aprovecha ahora que estás tan cerca para soplarle en la espalda, justo en la columna vertebral, de arriba abajo.

Siempre tumbado/a encima de tu pareja, utiliza ahora tus manos para recorrer los costados, empleando no solamente la palma de las manos sino también el dorso, el cual por algún motivo oculto es una zona muy erotizante.

Cuando ya creas que todo está concluido en esa posición, te queda una parte sumamente importante: deberás tocar suavemente la zona próxima a sus genitales y orificio anal. Pero, y he aquí lo más importante, sin llegar a tocarlos realmente. Cuanto más te acerques a ellos mejor, pero el secreto está precisamente en no tocarlos. No olvides que el objeto es estimular los sentidos, provocar sensaciones intensas y nuevas, y para ello nada mejor que insinuar, amagar, pero nunca ir al grano.

Con tu pareja tumbada boca abajo sepárala las piernas y realiza un malintencionado masaje en toda la zona próxima a los genitales, pero evítalos o estropearás el resultado final, que no es otro que una explosión de ardor y pasión incontenible.

Después tendrás que pasar a la parte frontal, ciertamente más delicada porque en esos momentos la intensidad del deseo será muy alta, y será muy difícil controlarse y no pasar a los mordiscos y otras aproximaciones. Pero no te preocupes, ya que llegado a este punto puedes empezar a realizar los primeros escarceos. Prueba a utilizar tus dedos caminando por todo su cuerpo, como si de un caminante enano se tratara, pasando de una zona tranquila a otra muy sensible, ahora sin respetar ninguna. Los genitales y las zonas erógenas ya pueden ser objeto de este paseo corporal, aunque sin concentrarte en ninguna zona en concreto.

Es posible que con estos movimientos y todos los preparativos anteriores, la mujer sienta su primer orgasmo, aunque no hay que preocuparse sino alegrarse, a fin de cuentas deberá ser solamente el primero de esa noche, pero no el último. Con el hombre hay que tener más cuidado, ya que si ocurre esto habrá que suspender el tratamiento erótico-curativo hasta otra oportunidad.

Si todo sigue bajo control y te has cansado de manejar los dedos provocadores, deberás pasar a utilizar la boca, pero, no lo olvides, tú solito, ya que tu pareja seguirá siendo la que reciba ese día tan increíble terapia. Hoy por ti, mañana por mí.

Concentra entonces tus labios y tu lengua en sus pezones hasta que notes que crecen, señal inequívoca de que está pasándolo bien. Alterna los besuqueos con el juego que debes efectuar con la yema de los dedos, pero evita la tentación de apretarlos y provocar dolor. En el momento del orgasmo un poco de violencia hasta se agradece, pero antes puede ser contraproducente.

Después ya no te pares y emplea tu boca en un recorrido por todo su cuerpo. Llegado a este punto, puedes morder con suavidad en zonas apropiadas y hasta llegar al bosque frondoso, en donde puedes perderte sin pudor alguno. Pero no te olvides que estás jugando con sus sentidos y estimulando su respuesta sexual, por lo tanto no debes atacar ya tan directamente como deseas. Unas ligeras y mal intencionadas provocaciones -que voy, que no voy- dejarán a tu pareja al borde del éxtasis.

Si ya has dispuesto todo lo necesario para el orgasmo y tienes a tu pareja tan agradecida que cualquier insinuación será acogida con muestras de júbilo, es el momento de empezar a tocar sus genitales directamente, pero con malicia; o sea, cuando la veas más excitada retira tus caricias y reanúdalas después de una pequeña pausa. Lo más probable que en ese momento te agarren con fiereza y todos tus intentos de seguir controlando la situación se vengan abajo, ya que caerás preso/a de una pasión tan intensa que te causará asombro. Felicidades, pues, porque todos los preparativos efectuados han dado su fruto. Has logrado que tu pareja haya tenido un orgasmo que en su vida olvidará.

Y es que, como ya dijimos al principio del libro, no hay mejor afrodisíaco que te guste tu pareja.

EL FINAL

Afortunadamente no existe final en esto del placer sexual, ya que la vida es muy larga, hay muchos días y sobre todo muchas noches, y aunque no siempre disponemos de tiempo, ni de ganas, ni mucho menos de fuerzas, para realizar una orgía tan completa y prolongada como la descrita en este manual, lo importante es que estemos siempre dispuestos a pasarlo bien y para ello lo mejor que hay es pensar en el otro, más que en nosotros mismos.

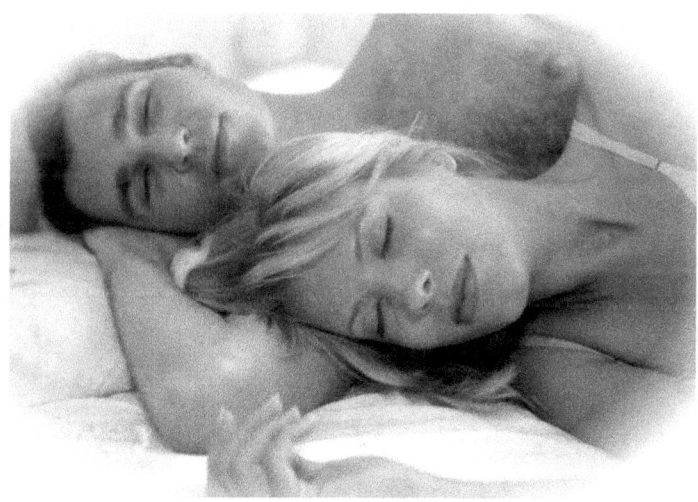

Tampoco debemos sentirnos frustrados por no llegar todas las veces a ese éxtasis que deseamos, ni acomplejados porque nuestra pareja no vibre como lo hacía antes. El acto del amor no es un maratón continuado, ni una prueba de nuestras habilidades, es solamente una opción que nos da la vida para sentir placer y felicidad. Nunca nos debemos sentir responsables de que nuestra pareja no alcance el clímax casi nunca, o de que no desee hacer el amor tanto como nosotros quisiéramos. La sexualidad en pareja es eso, cosa de dos, y ninguno es enteramente responsable del éxito, ya que la responsabilidad está compartida al 50%. Si fracasamos en la cama fracasamos los dos, no uno sólo. No vale echar la culpa al otro por su impericia, ni a la otra por su falta de entusiasmo, ni mucho menos es aceptable que nos sobornen con decirnos que si no lo hacemos bien (si no se lo hacemos pasar bien), buscarán una pareja que se lo monte mejor. Llegado a ese punto es mejor dar la vuelta y ponerse a dormir.

ÍNDICE

www.ingramcontent.com/pod-product-compliance
Lightning Source LLC
Chambersburg PA
CBHW070851290526
45795CB00001B/72